<u>dtv</u>

Eltern erkennen und verstehen ihre Kinder am besten, entdecken sie doch Veränderungen körperlicher und seelischer Natur als erste. Dieses Wissen läßt die rein schulmedizinische Behandlung weitgehend außer acht. Immer mehr Eltern stehen ihr deshalb skeptisch gegenüber. Sowohl die typischen Kinderkrankheiten als auch chronische Krankheiten lassen sich mit den Mitteln der Homöopathie heilen oder lindern. Sogar bei Unfällen, Schock und seelischen Verletzungen wirken sie oft wahre Wunder.

Christine Lauterbach ist Heilpraktikerin und Homöopathin und betreibt eine homöopathische Gemeinschaftspraxis in Augsburg, in der sie überwiegend Kinder und Frauen behandelt. Sie engagiert sich außerdem bei dem Projekt »Homöopathie in Bosnien«, in dessen Rahmen sie Menschen in Mostar kostenlos behandelt.
Ulrike Schroeder ist Ärztin für Innere Medizin, Homöopathie und Naturheilverfahren. Seit 1993 betreibt sie ihre eigene Praxis für klassische Homöopathie in Hamburg, wo sie vor allem Kinder behandelt.

Christine Lauterbach
Ulrike Schroeder

Kinder homöopathisch behandeln

Deutscher Taschenbuch Verlag

Wichtiger Hinweis:

Wie jede Wissenschaft ist die Medizin ständigen Entwicklungen unterworfen. Forschung und klinische Erfahrung erweitern unsere Erkenntnisse, insbesondere was Behandlung und medikamentöse Therapie anbelangt. Soweit in diesem Werk eine Dosierung oder eine Applikation erwähnt wird, darf der Leser zwar darauf vertrauen, daß die Autorinnen und der Verlag große Sorgfalt darauf verwandt haben, daß diese Angabe dem Wissensstand bei Fertigstellung des Werkes entspricht.

Für Angaben über Dosierungsanweisungen und Applikationsformen kann vom Verlag jedoch keine Gewähr übernommen werden. Jeder Benutzer ist angehalten, durch sorgfältige Prüfung der Beipackzettel der verwendeten Präparate und nach Konsultation eines Spezialisten festzustellen, ob die dort angegebene Empfehlung von Kontraindikationen gegenüber der Angabe in diesem Buch abweicht. Jede Dosierung oder Applikation erfolgt auf eigene Gefahr des Benutzers. Insbesondere bei während der Anwendung der Präparate fortdauernden Krankheitssymptomen wird dringend geraten, ärztlichen Rat einzuholen. Die hier genannten Ratschläge und Behandlungsmethoden sollen kein Ersatz für ärztliche Behandlung sein. Die richtige Diagnose und Therapie müssen immer Sache des Arztes bleiben.

Originalausgabe
August 1997
© Deutscher Taschenbuch Verlag GmbH & Co. KG, München
Umschlagkonzept: Balk & Brumshagen
Umschlagbild: © John Brown/ TONY STONE
Satz: Design-Typo-Print, Ismaning
Gesetzt aus der Leawood Book, 9/13 pt
Druck und Bindung: C. H. Beck´sche Buchdruckerei, Nördlingen
Gedruckt auf säurefreiem, chlorfrei gebleichtem Papier
Printed in Germany · ISBN 3-423-36035-6

INHALT

Für ihre freundschaftliche Unterstützung möchte ich mich bei folgenden Menschen bedanken: Sigi Hausen, Chinmayo Bruns, Alina, Marita und Fikret Yakaboylu, Familie Lauterbach, Elisabeth von Wedel, Andreas Hundseder, Ellen Buss, Rosi Achter, Ingeborg Zindl, Peter Werner, Michaela Meindl- Muhmenthaler, Martina Effinger und vor allem bei meiner Tochter Gwendolyn für die große Toleranz gegenüber ihrer schreibenden Mutter.

Meinen Patientinnen und Patienten danke ich für das Vertrauen, das sie mir entgegenbringen.

Augsburg, im April 1997, Christine Lauterbach

Ich danke allen, die mich bei der Entstehung dieses Buches unterstützt haben, ganz besonders meinen Patienten, denen ich dieses Buch widme. Sie schenken mir ihr Vertrauen und zeigen mir täglich die lebendige Schönheit im Menschen und in der Natur.

Hamburg, im Mai 1997, Ulrike Schroeder

Vorwort

Die schulmedizinische Behandlung ihrer Kinder erscheint heutzutage vielen Eltern zunehmend fragwürdig. Zwar können kritische Situationen mit Hilfe hochwirksamer Medikamente wie Antibiotika oder Cortison schnell und eindrucksvoll gemeistert werden, doch damit ist den Kindern oft nur kurzfristig geholfen. Danach taucht nicht selten eine neue Krankheit auf, die wieder Medikamente erfordert. Die Arztbesuche werden häufiger und die gesunden Phasen des Kindes immer kürzer. Chronische Krankheiten (wie z.B. Neurodermitis oder Asthma) nehmen zu und halten sich nur so lange in einem erträglichen Rahmen, wie der behandelnde Arzt dem Kind Medikamente verordnet. Weil diese Medikamente in der Regel beträchtliche Nebenwirkungen haben, überlegen sich die Eltern dann, ob sie – wie die Schulmedizin oft behauptet – mit der Krankheit des Kindes leben müssen oder ob es vielleicht doch noch eine Chance zur Heilung gibt.

Genau dieses Problem war bereits vor 200 Jahren hochaktuell. Damals lebte Dr. Samuel Hahnemann, ein kritischer Arzt und Wissenschaftler. Auch er war mit den damaligen Heilmethoden und deren »Erfolgen« zunehmend unzufrieden und gab deshalb seine ärztliche Tätigkeit auf. Er konnte es nicht mit seinem Gewissen vereinbaren, daß oft Patienten durch medizinische Maßnahmen immer mehr geschwächt wurden und – wie er sich ausdrückte – dem »Siechtum« anheimfielen. Fortan verdiente er den Lebensunterhalt für sich und seine Familie mit Übersetzungen von pharmakologischen Schriften. Dabei stieß er auf das schon von Paracelsus (300 Jahre zuvor) angewandte Prinzip der Homöopathie. Er studierte es über viele Jahre hinweg gründlich in Theorie und Selbstversuchen und entwickelte es weiter. Erst viel später begann er wieder, Patienten zu behandeln, und zwar auf die neue Weise. Er wußte, daß er eine Methode gefunden hatte, mit der es möglich war, Kranke wirklich zu heilen.

Samuel Hahnemann war damals als Außenseiter den Anfeindungen der Ärzteschaft ausgesetzt, denn er stellte ihre Methoden, mit denen sie nach bestem Wissen arbeiteten, in Frage. Weil er durch seine neue Heilkunst aber ständig neue Patienten gewinnen und Kollegen überzeugen konnte, hat sich die Homöopathie bis zum heutigen Tag genau in der von Hahnemann angewandten Form erhalten.

Dieses Buch soll dazu beitragen, das Prinzip der Homöopathie und ihre Wirkungsweise zu verstehen. Es soll Eltern anregen, homöopathische Mittel kennenzulernen und sie bei leichteren Erkrankungen ihrer Kinder selbst anzuwenden. Es will zugleich aufzeigen, wo die Grenzen der Selbstbehandlung liegen und welche Möglichkeiten die Homöopathie in der Hand erfahrener Therapeutinnen und Therapeuten bietet. In diesem Zusammenhang soll auch ein kritisches Bewußtsein gegenüber Wirkungen und Nebenwirkungen schulmedizinischer Behandlung geweckt werden.

Als Zugeständnis an die bessere Lesbarkeit des Textes haben wir, obwohl wir zwei Autorinnen sind, häufig die männliche Form gewählt (»Homöopathen« anstatt »Homöopathinnen und Homöopathen« oder »Arzt« anstatt »Ärztin oder Arzt«). Gemeint sind natürlich immer Frauen *und* Männer.

Was ist Homöopathie?

Homöopathie (von Griechisch homoios = gleichartig, ähnlich und pathos = Leiden) bedeutet *Heilung nach dem Ähnlichkeitsgesetz.* Dieses Gesetz besagt, daß ein Arzneimittel beim Kranken genau die Krankheitssymptome heilen kann, die es bei einem Gesunden hervorruft. Umgekehrt wie in der Schulmedizin (oder besser Allopathie), wo man bei Fieber ein fiebersenkendes Mittel verordnet, wird in der Homöopathie ein Mittel angewendet, das bei einem gesunden Menschen Fieber hervorrufen würde. Das bekannteste Beispiel hierfür ist **Chinin** (aus Chinarinde), durch dessen fiebererzeugende Wirkung Hahnemann auf das Prinzip der Homöopathie stieß. Bei Kopfschmerzen zum Beispiel gibt man in der Homöopathie kein schmerzstillendes Mittel, sondern eine Substanz, die beim Gesunden genau diese Art von Kopfschmerzen hervorrufen würde.

Stellen Sie sich vor, das Fieber bei einer Infektionskrankheit sei eine sinnvolle Reaktion des Körpers, um die Krankheitserreger zu vernichten. Dann wird ersichtlich, warum ein Mittel, das dieses Fieber verstärkt, helfen kann, die Krankheit schneller zu überwinden. Um die Homöopathie anwenden zu können, brauchen wir aber gar nicht den Sinn aller Krankheitssymptome zu verstehen. Wir vertrauen darauf, daß der Organismus schon die beste Form gewählt hat, mit einem Problem fertig zu werden, und unterstützen lediglich mit einem ähnlich wirkenden Mittel den natürlichen Heilungsprozeß.

Daß man auf diese Weise heilen kann, wußte Paracelsus (der berühmteste Arzt des Mittelalters) bereits vor 500 Jahren. Auch die Wirkungsweise von Kräutern in der Volksmedizin wurde so entdeckt. Fingerhut (Digitalis) ist zum Beispiel ein Herzgift und wird deshalb – sogar in der Schulmedizin – als Herz-Heilmittel verwendet. Die Dosis erst macht das Gift. Richtig angewendet sind viele giftige Stoffe wertvolle Heilmittel.

Häufig wird fälschlicherweise (sogar von Ärzten!) davon ausgegangen, daß Arzneimittel, die aus Pflanzen hergestellt sind oder deren Dosis besonders gering ist, grundsätzlich »homöopathisch« sind. Das ist nicht ganz korrekt. Von homöopathischer Wirkung kann erst dann gesprochen werden, wenn das Mittel wirklich individuell nach dem Ähnlichkeitsprinzip ausgewählt ist. Wir müssen die Symptome kennen, die ein Arzneimittel bei gesunden Menschen hervorruft und können das Mittel dann entsprechend beim Kranken anwenden.

Das Ähnlichkeitsgesetz lautet: Similia similibus curentur (lateinisch: Ähnliches möge durch Ähnliches geheilt werden). Ein Arzneimittel kann beim Kranken die Symptome heilen, die es beim Gesunden hervorruft.

Was ist eine Krankheit im homöopathischen Sinne?

Samuel Hahnemann schreibt: *»Im gesunden Zustande des Menschen waltet die geistartige, (...) den materiellen Körper belebende* **Lebenskraft** *(...) und hält alle seine Theile in bewundernswert harmonischen Lebensgange (...).«* Eine Krankheit entsteht, wenn diese Lebenskraft in einer ganz besonderen Weise gestört ist. Das führt dann zu Veränderungen oder Schwächungen, und wir können die Auswirkungen auf den Organismus als Krankheitssymptome wahrnehmen. Hierzu ein Beispiel: Ein Mann erleidet einen Autounfall, bei dem er gerade noch lebend davonkommt. Er selbst war im Auto eingeklemmt und hat außer schweren Prellungen keine Verletzungen erlitten. Außerdem hat er miterlebt, wie seine Beifahrerin schlimm verletzt wurde und schrie. All das führt bei ihm zu einem Schockzustand, in dem er ganz apathisch dasitzt und trotz der schweren Prellungen gar keine Schmerzen verspürt. Durch diesen Schock ist die Lebenskraft so »erschüttert«, daß er in einen krankhaften Zustand gerät. Nach schulmedizinischen Forschungsergebnissen führt eine sogenannte Endorphinausschüttung (das sind opiumartige Schmerzmittel, die vom Gehirn selbst hergestellt werden) zu diesem Zustand. Aus homöopathischer Sicht ist er in einen Opium-Zustand geraten und kann, wenn er diesen Schock nicht von selbst überwindet, durch potenziertes **Opium** davon geheilt werden. (Typische Arzneimittelsymptome von **Opium** sind Benommenheit, Schläfrigkeit, Schmerzunempfindlichkeit, aber auch Schreckhaftigkeit.)

Dieses ist ein Beispiel für eine *akute Störung der Lebenskraft* durch *äußeren* Einfluß. Da die meisten Menschen in einer solchen Situation ähnlich reagieren, können wir hier allein aufgrund der Vorgeschichte (Folge von seelischem Schock) und einigen wenigen Symptomen das passende Mittel verordnen, ohne viel von dem betreffenden Menschen zu wissen.

Bei *chronischen Krankheiten* dagegen ist es häufig nicht so einfach herauszufinden, auf welche Weise die Lebenskraft verändert ist. Manche Kinder werden schon mit einer chronischen Krankheit (zum Beispiel Neurodermitis) geboren. Die Veränderung der Lebenskraft hat schon bei den El-

15

tern oder sogar bei den Großeltern stattgefunden und äußert sich nun auch im Organismus dieses Kindes. Deshalb müssen bei der homöopathischen Behandlung derartiger chronischer Krankheiten auch die Symptome der Eltern und naher Verwandter berücksichtigt werden. Zur Heilung reicht oft ein Arzneimittel nicht aus. Im Verlauf der Behandlung müssen meist mehrere Mittel nacheinander (der jeweiligen Situation und den Symptomen angepaßt) verordnet werden.

Wie geht eine homöopathische Behandlung vor sich?

Jede klassisch homöopathische Behandlung ist *individuell* auf den erkrankten Menschen abgestimmt (und nicht primär auf die *Krankheit).* Das Wichtigste ist die genaue Beobachtung und Aufzeichnung der Krankheitssymptome. Hier leisten die Eltern des erkrankten Kindes einen wesentlichen Beitrag zur Behandlung. Danach wird das passende Arzneimittel ausgewählt.

Bei »kleinen« *akuten Krankheiten* wie Fieber oder Durchfall sind es oft wenige charakteristische Symptome, nach denen ein Mittel gewählt werden kann, das schnelle Linderung bringt. Für derartige Erkrankungen sollten auch Eltern sich eine gewisse Arzneimittelkenntnis aneignen und eine homöopathische Hausapotheke zulegen. (Vorschläge für eine homöopathische Hausapotheke siehe Seite 263).

Chronische Krankheiten oder häufig wiederkehrende akute Krankheiten erfordern eine *konstitutionelle Behandlung.* In diesen Fällen sind außer den Krankheitssymptomen auch die familiäre Krankengeschichte, wichtige Ereignisse und vor allem die Persönlichkeit des Kindes von entscheidender Bedeutung. Eine solche Behandlung sollte nur von erfahrenen Homöopathen durchgeführt werden. Sie erfordert viel Zeit und Geduld.

In der homöopathischen Behandlung wird nach dem Ähnlichkeitsgesetz das individuell passende Arzneimittel gesucht.

Was ist eine homöopathische Anamnese?

Am Anfang jeder Behandlung steht die Erhebung der Krankengeschichte, die homöopathische *Anamnese.* Je nach Alter des Kindes werden Kind oder Eltern befragt und das Verhalten des Kindes vom Homöopathen beobachtet. Dieses Erstgespräch dauert meist ein bis zwei Stunden. Im Gegensatz zur schulmedizinischen Behandlung kommt es hier weniger auf objektive Befunde an (beispielsweise die Ergebnisse einer Allergietestung oder Laborbefunde) als vielmehr auf das subjektive Befinden und das Verhalten des Kindes sowie auf die Beobachtungen während des Gesprächs. Wichtig sind unter anderem

- Besonderheiten in der Schwangerschaft und bei der Geburt,
- sämtliche durchgemachten Infekte und
- Kinderkrankheiten,
- Reaktionen auf Impfungen,
- krankheitsauslösende Faktoren wie Klima, Wetter oder Nahrung,

- Verhalten während des Schlafes,
- Vorlieben und Abneigungen bei der Nahrung,
- Ängste,
- Träume,
- Krankheiten in der Familie,
- das soziale Umfeld (Familie, Kindergarten, Schule) mit seinen Problemen und die
- Reaktion des Kindes auf Konfliktsituationen.

Auch die Symptome der Krankheit müssen in allen Einzelheiten aufgezeichnet werden:
- welche charakteristischen Symptome treten
- wann
- an welchen Stellen auf;
- wodurch werden sie ausgelöst oder verschlechtert,
- wodurch gebessert?

Je mehr Informationen über charakteristische Eigenschaften des Kindes zur Verfügung stehen, desto besser und genauer kann der behandelnde Homöopath die Arzneimittelwahl treffen.

Wie wirken homöopathische Mittel?

Vor mehr als 200 Jahren hat Samuel Hahnemann (1749 – 1830) einen Selbstversuch mit Chinarinde gemacht. Er wollte herausfinden, warum diese Pflanze bei Wechselfieber (Malaria) wirksam ist. Dabei stellte er fest, daß er (solange er das Mittel einnahm) genau die Art von Fieber, Schweißen und Schwäche verspürte wie ein Malaria-Kranker. Er schloß daraus, daß eine Substanz, die beim Gesunden diese Befindensveränderung hervorruft, auch fähig sein müßte, einen ähnlichen Zustand beim Kranken zu heilen.

Hahnemann hat alle Veränderungen, die durch das Arzneimittel hervorgerufen wurden, die körperlichen und auch seine Gemütsverfassung, sehr genau beobachtet und aufgezeichnet. Später konnte er dann das Mittel bei an Wechselfieber Erkrankten anwenden.

Bei einer *Arzneimittelprüfung* verabreicht man gesunden freiwilligen Versuchspersonen ein homöopathisches Arzneimittel und stellt die Symptome fest, die es bei ihnen hervorruft.

Auf diese Weise wurden im Selbstversuch von Hahnemann, seiner Familie und seinen Kollegen über hundert Arzneimittel geprüft, die dann bei Kranken Anwendung fanden. Hahnemanns Prüfungsprotokolle mit teilweise hunderten von Einzelsymptomen für ein Mittel dienen noch heute der Arzneimittelfindung in der Homöopathie. Es gibt bereits mehr als tausend auf diese Weise geprüfte Arzneimittel. Die Symptome kann man in speziellen Büchern (sogenannte Arzneimittellehren) nachschlagen. Die meisten Homöopathen haben selbst schon an Arzneimittelprüfungen teilgenommen und damit verschiedene Krankheitssymptome am eigenen Leibe erfahren.

Wie läßt sich das Ähnlichkeitsprinzip anwenden?

Um einen Kranken mit bestimmten Symptomen zu behandeln, müssen wir ein Mittel kennen oder finden, das bei der Arzneimittelprüfung am Gesunden ähnliche Krankheitserscheinungen hervorgerufen hat. Dazu ein Beispiel.

Ein an akutem Durchfall Erkrankter hat folgende Symptome:

- starke Unruhe mit Reizbarkeit und Angst,
- inneres Brennen, obwohl er sich außen ganz kalt anfühlt,
- unlöschbaren Durst, kann aber immer nur kleinste Schlucke trinken.

Nach dem Ähnlichkeitsprinzip braucht dieser Mensch ein Heilmittel, das bei der Prüfung am Gesunden ähnliche Symptome hervorgerufen hat. In unserem Fall wäre **Arsenicum album** das passende Mittel. Durch eine winzige Gabe von dieser Arznei kann der Kranke von seinem Durchfall geheilt werden.

Wie werden homöopathische Arzneimittel hergestellt?

»Was ist denn in den winzigen Kügelchen überhaupt enthalten?« Diese Frage wird häufig gestellt, denn kein Mensch möchte gerne etwas einnehmen, von dem er nicht genau weiß, was es ist und wie es wirkt. Homöopathische Arzneimittel werden aus *Mineralien, Pflanzen* oder Stoffen *tierischen Ursprungs* hergestellt. In bestimmten Fällen werden auch sogenannte *Nosoden* angewendet, Mittel aus bestimmten Krankheitsgeweben oder krankhaften Ausscheidungen (zum Beispiel Tuberkulinum aus tuberkulösem Gewebe).

Bei der Herstellung von homöopathischen Arzneimitteln wird die Ausgangssubstanz – zum Beispiel giftiges weißes Arsen – mit einer bestimmten Menge Trägersubstanz (meist Milchzucker) *verrieben* und später mit einer anderen Trägersubstanz (z.B. zehnprozentigem Alkohol) *verschüttelt.* Dabei wird die ursprüngliche Substanz so stark verdünnt, daß sie ihre Giftwirkung (bei Arsen) beziehungsweise ihre Ansteckungsfähigkeit (bei Tuberkulinum) verliert. Gleichzeitig wird durch das intensive Verreiben und Verschütteln die *spezielle Information* von der Ausgangssubstanz auf das Trägermaterial übertragen. Diese Art der Aufbereitung heißt *Potenzieren.* Ein Kügelchen Arsenicum album in der Potenz C 30 enthält dann kein chemisch nachweisbares Arsen mehr, kann aber die im Arsen enthaltene Information an dafür empfängliche Menschen weitergeben.

Homöopathische Mittel enthalten eine spezielle Information, die durch das Potenzieren (Verdünnen und Verreiben bzw. Verschütteln) verstärkt wurde. Die namengebende Ausgangssubstanz selbst muß nicht mehr nachweisbar vorhanden sein.

Was bedeutet D6 oder C30 hinter dem Namen eines Mittels?

Aus diesen Buchstaben-Zahlen-Kombinationen läßt sich ablesen, wie das Mittel hergestellt wurde, genauer gesagt, wie hoch die Potenzierung ist. Im Homöopathischen Arzneibuch (HAB), nach dem in Deutschland vertriebene homöopathische Arzneimittel hergestellt sein müssen, stehen die genauen Anweisungen dazu. Für **Pulsatilla D6** wird beispielsweise ein Teil der ganzen Pflanze (Küchenschelle) mit neun Teilen Milchzucker eine Stunde lang im Mörser verrieben. Danach wird hiervon wieder ein Teil mit neun Teilen Milchzucker verrieben. Jeder dieser Vorgänge (Verdünnung mit Verreibung) entspricht einer Potenzierungsstufe. Später wird dann mit alkoholischer Lösung wiederum im Verhältnis 1 : 10 verdünnt und verschüttelt. Auch für das Verschütteln gibt es eine genaue Vorschrift: Zehnmal kräftig mit der Faust, in der das zugestöpselte Fläschchen mit der Flüssigkeit gehalten wird, auf einen festen Gegenstand (zum Beispiel ein in Leder gebundenes Buch) schlagen. Wenn diese Verreibungs- bzw. Verschüttelungsprozesse sechsmal durchgeführt worden sind, liegt eine D6-Zubereitung vor. Bei den D-Potenzen (»D« steht für dezimal) wird bei jedem Potenzierungsschritt 1 : 10 verdünnt, bei C-Potenzen (»C« steht für centesimal) jeweils 1 : 100. Die Zahl der Schüttelschläge, nämlich 10, ist bei beiden Potenzierungsarten gleich. Die Wirkung und Stärke des Mittels richtet sich eher nach der Anzahl der Potenzierungsschritte als nach dem Grad der Verdünnung.

Die Wirkung von **Pulsatilla D6** ist ähnlich intensiv wie die von **Pulsatilla C6**, obwohl die Konzentration sich um den Faktor eine Million unterscheidet, denn die Informationsverstärkung (Potenzierung) beim sechsfachen Verreiben und Verschütteln ist die gleiche. **Pulsatilla D30** oder **C30** ist zwar wesentlich stärker verdünnt, hat aber noch mehr Verschüttelungsprozeduren durchgemacht. Dadurch wirkt das Mittel tiefgreifender und länger. Es ist also wichtig, von Potenzierung (»*Kraftentfaltung*«) und nicht von *Verdünnung* zu sprechen, denn durch alleiniges Verdünnen würde sich die Heilkraft eines Arzneimittels nicht erschließen.

Manche Homöopathie-Gegner oder -Zweifler versuchen gern, die Wirkung der Homöopathie mit einem anschaulichen Beispiel ins Absurde zu ziehen: »Wie kann ein Mittel, das so stark verdünnt ist, daß sich nur noch ein einziges Molekül im ganzen Bodensee befinden dürfte, überhaupt noch wirken?« Das eine Molekül kann natürlich nicht wirken, denn es wird wahrscheinlich nicht einmal in dem Arzneifläschchen enthalten sein. Die Wirkung eines homöopathischen Mittels in so hoher »Verdünnung« beruht nur auf der Potenzierung durch Verreiben und Verschütteln, nur dadurch wird die Information der Ausgangssubstanz auf die Trägersubstanz übertragen und können selbst chemisch unwirksame Stoffe Heilkraft entfalten.

Außer D- und C-Potenzen werden in der Homöopathie auch LM- oder Q-Potenzen angewendet. LM ist das römische Zeichen und Q der erste Buchstabe des lateinischen Wortes für Fünfzigtausend, sie unterscheiden sich nur geringfügig voneinander. Diese Art der Potenzierung wurde von Hahnemann erst sehr spät entwickelt, um die Behandlung für die Patienten so schonend wie möglich zu gestalten. Bei jedem Potenzierungsschritt wird hier im Verhältnis 1 : 50 000 verdünnt, 100mal verschüttelt und nach genauer Anweisung über feste und flüssige Trägersubstanz potenziert. Diese Arzneimittel sind für Patienten geeignet, bei denen keine Verschlimmerungsreaktion riskiert werden soll, oder die unter stark wirkenden allopathischen Medikamenten stehen.

> Die Buchstaben D, C, Q und LM geben die Verdünnungsart, die Zahlen (6, 12, 30 usw.) die Anzahl der Potenzierungsschritte an. Je höher die Zahl, desto stärker ist die Potenzierung und desto intensiver und länger ist die Wirkung eines Arzneimittels.

Wann werden Kügelchen, wann Tabletten und wann Tropfen verordnet?

Die Wirkungsweise der verschiedenen homöopathischen Präparate unterscheidet sich prinzipiell nicht voneinander. Deshalb ist es für die Wirkung ohne Bedeutung, ob bei jeder Dosis ein oder fünf Kügelchen (Globuli), eine Tablette oder zehn Tropfen gegeben werden. Wichtig ist nur, daß der Patient die homöopathische »Information« erhält, und die ist bereits in dem Bruchstück eines Kügelchens enthalten. Die Dosierung ist nur abhängig von der Potenz und der Häufigkeit der Arzneimittelgabe, nicht von der Menge. In diesem Buch ist fast immer von Globuli die Rede, und zwar deshalb, weil sie von Kindern so unproblematisch einzunehmen sind.

Was versteht man unter *klassischer* Homöopathie, und was sind *Komplexmittel?*

Hahnemann hat in seinen Anweisungen über die homöopathische Behandlung (›Organon der Heilkunst‹) sehr genaue Angaben gemacht. In 291 Paragraphen beschreibt er, was das Ziel der Behandlung sei (§2: *Das höchste Ideal der Heilung ist schnelle, sanfte, dauerhafte Wiederherstellung der Gesundheit (...) auf dem kürzesten, zuverlässigsten, unnachtheiligsten Wege),* und wie dieses Ziel zu erreichen ist. Es stellt an die Therapeuten hohe Anforderungen, sich (nach Anweisung §83) »*unbefangen und mit gesundem Sinne*« dem Patienten zu nähern und die *»Krankheitszeichen so sorgfältig und umständlich als möglich (...) und bis in die kleinsten Einzelheiten (...) »*(§95) aufzuzeichnen und zu erkennen (§153), welches die »*sonderlichen, ungewöhnlichen (...) charakteristischen*« Symptome des Krankheitsfalles sind. Es muß der »*Gemüthszustand des Kranken*« genau beobachtet werden, da dieser »*oft am meisten den Ausschlag*« (§211) für die Wahl des Arzneimittels gibt, und so kann schließlich aus der Fülle der bekannten Arzneimittel das am besten passende herausgefunden werden.

Weil diese von Hahnemann angegebene *klassische* Methode sehr aufwendig zu erlernen ist und es manchmal lange dauert, bis das passende homöopathische Mittel (auch »Simile« genannt) gefunden ist, hat es immer wieder Versuche gegeben, die Methode zu vereinfachen und für jeden Menschen – auch ohne langes Studium – verfügbar zu machen. Ein solcher Versuch sind die sogenannten *Komplexmittel.* Diese Mittel (zum Beispiel Meditonsin®, Traumeel®, Heuschnupfenmittel DHU®, Sinfrontal®...) enthalten bis zu zwanzig verschiedene potenzierte Substanzen. Unter den

Inhaltsstoffe sind die Mittel mit den entsprechenden Potenzierungsangaben aufgeführt (z.B. **Allium cepa D4, Influenzinum D30**). Diese Fertigarzneimittel werden häufig von Ärzten oder Heilpraktikern verordnet, die der Homöopathie gegenüber aufgeschlossenen sind, denen aber noch die entsprechende Erfahrung oder einfach die Zeit zum Lernen fehlt. Häufig haben auch diese Mittel eine Wirkung und können für eine gewisse Zeit helfen.

> Sollte die Wirkung eines Komplexmittels nicht nach kurzer Zeit einsetzen, muß es unverzüglich abgesetzt werden.

Bei längerer Einnahme könnte ein krankes Kind durch unpassende Bestandteile eines Komplexmittels Arzneimittel-Prüfsymptome entwickeln, und das ist manchmal sehr unangenehm. So ging es beispielsweise einem Kind in unserer Praxis, das zwei Wochen lang dreimal täglich ein Komplexmittel mit **Influenzinum D30** bekam. Dies ist eine recht hoch potenzierte Grippe-Nosode, von der eine einzige Gabe ungefähr 6 Wochen lang wirken sollte. Die Mutter war verwundert, daß »trotz« des Komplexmittels die Grippesymptome so lange anhielten beziehungsweise immer schlimmer wurden. Die Erklärung ist einfach, wenn man die homöopathische Wirkungsweise kennt: Das Kind machte aufgrund der häufigen Gaben von relativ hoch potenziertem Influenzinum eine intensive Arzneimittelprüfung durch. Einige Tage nach Absetzen des Mittels wurde es von ganz allein gesund.

Was passiert nach der Arzneimittelgabe?

Nach der ersten Arzneimittelgabe können verschiedene Reaktionen auftreten:

Bei *akuten Krankheiten* verschwinden die Symptome durch ein richtig gewähltes Arzneimittel innerhalb von kürzester Zeit. Mit einer gravierenden Verschlimmerung muß nicht gerechnet werden.

Bei *chronischen Krankheiten* gibt es verschiedene Möglichkeiten:

1. Möglichkeit: Es findet *gar keine Reaktion* statt. In diesem Fall ist entweder das Mittel oder die Dosis nicht gut genug gewählt, oder andere Medikamente (zum Beispiel Cortison) oder Begleitmaßnahmen (wie Einreibungen mit Campher, Trinken von Kamillentee) haben die Wirkung des homöopathischen Mittels gestört.

2. Möglichkeit: Die bekannten Symptome treten vorübergehend in verstärkter Form auf und werden dann langsam besser. Dies ist die bekannte *Erstverschlimmerung* oder besser *Erstreaktion.* Sie weist auf eine gute Reaktionsfähigkeit und eine beginnende Heilung hin.

3. Möglichkeit: Es treten *neue* Symptome auf, die alten Symptome bleiben oder bessern sich. In diesem Falle reagiert der Patient zwar auf das gewählte Mittel, aber noch nicht mit dem gewünschten Erfolg. Die neuen Symptome können durch das Arzneimittel hervorgerufen sein und nach kurzer Zeit wieder verschwinden oder deuten auf ein anderes Mittel hin, das in der Behandlung weiterhelfen wird.

4. Möglichkeit: Die Symptome verschwinden nach kurzer Zeit, kehren aber bald wieder. Hier muß die Arzneimittelgabe wiederholt werden. Sollte dann der Erfolg ausbleiben, muß nach einem besser passenden Mittel gesucht werden.

5. Möglichkeit: Im günstigsten Falle – bei optimaler Arzneimittelwahl und optimaler Dosierung – verschwinden die Krankheitssymptome langsam und stetig. Der Heilungsprozeß verläuft im richtigen Tempo.

Häufig kehren auch während der Behandlung *alte Symptome* von früher durchgemachten Krankheiten für kurze Zeit wieder, ohne daß es wirklich zum Ausbruch einer dieser Krankheiten kommt. Man kann das mit einem Film vergleichen, der noch einmal zurückgespult wird. Ein Schüler Hahnemanns, Constantin Hering, hat für den *Heilungsverlauf eine* wichtige Regel aufgestellt:

> Bei der homöopathischen Behandlung verschwinden die Symptome in der umgekehrten Reihenfolge ihres Auftretens, in Richtung von oben nach unten und von innen nach außen.

Für ein Kind mit Neurodermitis und Asthma zum Beispiel bedeutet das, daß zuerst das Asthma verschwinden sollte (die später aufgetretene und innere Krankheit) und dann der Hautausschlag. Der Hautausschlag wiederum sollte möglichst zuerst im Gesicht und am Kopf und dann an Armen und Beinen abheilen.

Was ist eine Erstverschlimmerung?

Wie wir aus den Arzneimittelprüfungen wissen, kann jedes Arzneimittel selbst krankheitsähnliche Symptome hervorrufen. Gibt man im Krankheitsfall das auf die entsprechenden

Krankheitssymptome passende Mittel, so *können* diese dadurch zunächst verstärkt werden. Das sieht dann unter Umständen so aus, als ob die Krankheit schlimmer würde. In Wirklichkeit wird aber die Lebenskraft gestärkt, um die Krankheit von innen heraus zu überwinden. Es handelt sich also nicht wirklich um eine Verschlimmerung, sondern um eine Reaktion auf das Arzneimittel. Der passende Ausdruck ist deshalb *Erstreaktion.* Danach tritt dann die Besserung ein.

> Bei sehr heftig verlaufenden akuten Krankheiten tritt meist keine Erstreaktion auf. Bei chronischen Krankheiten ist eine Erstreaktion die Regel.

Beispiele:
Ein Kind mit plötzlich auftretendem hohen Fieber und heftigen Kopfschmerzen wird nach Gabe eines passenden homöopathischen Mittels innerhalb einer Viertelstunde Erleichterung verspüren, ohne daß das Fieber noch steigt oder die Kopfschmerzen zunehmen.

Bei einem Kind mit chronischer Migräne kann durch die Gabe des konstitutionell passenden Mittels zunächst ein heftiger Migräneanfall ausgelöst werden. Diese Schmerzen muß das Kind leider durchstehen. Sie dürfen nur mit Hausmitteln wie einem kühlen Waschlappen, Massagen oder einem Fußbad gelindert werden. Durch Gabe eines (allopathischen) Schmerzmittels würde die homöopathische Mittelwirkung gestört.

Kann man homöopathische Mittel »austesten«?

Ein anderer Versuch, sich den mühevollen Weg der Anamneseerhebung und das genaue Studium der Arzneimittel zu ersparen, ist das sogenannte Austesten von Medikamenten. Eine dieser Methoden ist die Kinesiologie. Dabei wird geprüft, ob beim Kontakt mit einem bestimmten Mittel bei dem Patienten die Kraft im Arm nachläßt. Wenn das der Fall ist, wird daraus geschlossen, daß die Information dieses Mittels zu dem betreffenden Patienten paßt. Obwohl die Methode der Kinesiologie in anderen Bereichen durchaus ihre Berechtigung hat, ist sie für die Auswahl von homöopathischen Mitteln zu ungenau, und so bleibt die erhoffte Heilung häufig aus. Es gibt auch elektrische Meßapparate, mit denen potenzierte Mittel ausgetestet werden sollen (zum Beispiel Elektroakupunktur nach Voll, Bicom, Wega-Test und andere). Die Zeiger dieser Meßinstrumente schlagen meistens bei mehreren Mitteln aus. Daraus wird dann gefolgert, daß der Patient alle diese Mittel braucht, und es werden unter Umständen mehr als zwanzig potenzierte Arzneimittel verabreicht. Bei empfindlichen Menschen kann eine derartige Behandlung schwere Krankheitssymptome hervorrufen. Nach Ansicht der Autorinnen sollten homöopathische Arzneimittel nur von Therapeuten angewendet werden, die deren Wirkung gut kennen und am Patienten richtig beurteilen können. In der klassischen Homöopathie darf für *einen* Krankheitszustand nur *ein* Mittel gegeben werden.

Das sogenannte Austesten von Medikamenten täuscht eine Sicherheit in der Arzneimittelfindung vor. Wenn Ihrem Kind mehrere potenzierte Arzneimittel gleichzeitig verabreicht werden, sollten Sie die gesamte Behandlung kritisch hinterfragen.

Wie lange dauert eine homöopathische Behandlung?

Das Ziel der homöopathischen Behandlung ist grundsätzlich die Heilung. So individuell wie jeder Mensch und jeder Krankheitsverlauf ist auch der Verlauf der homöopathischen Behandlung. Wenn es in kurzer Zeit gelingt, das passende Mittel zu finden, kann bei chronischen Krankheiten folgende grobe Faustregel aufgestellt werden: Die Heilung nimmt etwa so viele Monate in Anspruch, wie die Krankheit Jahre gedauert hat. Danach besteht natürlich keine Garantie, nicht wieder zu erkranken. Dann wird bei neu auftretenden Problemen – auch wenn Jahre dazwischen liegen – die homöopathische Behandlung fortgesetzt.

Bei *akuten Krankheiten* wird so lange behandelt, bis das Kind wieder gesund oder deutlich auf dem Wege der Besserung ist. Das kann wenige Stunden (zum Beispiel bei einer Durchfallerkrankung) oder auch mehrere Wochen (zum Beispiel bei Keuchhusten) dauern.

Können homöopathische Mittel schaden?

Wie am Beispiel der Komplexmittel gezeigt, kann ein falsch eingesetztes potenziertes Mittel bei empfindlichen Menschen sehr unangenehme Wirkungen, nämlich eine *Arzneimittelkrankheit* mit den für das eingenommene Mittel typischen Symptomen hervorrufen. Bei den meisten Menschen treten aber nur einzelne oder gar keine Symptome auf, wenn ein unpassendes Mittel gegeben wurde. Die Heilung bleibt natürlich auch aus. Diese Arzneimittel-Symptome lassen (wie uns schon Hahnemann in seinem Chinarinden-Selbstversuch gezeigt hat) auf jeden Fall nach, wenn das Mittel abgesetzt wird. Sie können allerdings noch Wochen andauern, wenn das Arzneimittel sehr hoch potenziert war (C200 oder höher).

Es gibt noch eine weitere Gefahr bei homöopathischer Behandlung, die manchmal schwer zu erkennen ist, und zwar die *Unterdrückung* von Krankheitssymptomen. Es kann passieren, daß durch ein gut gewähltes Mittel ein Hautausschlag verschwindet und dafür eine andere Krankheit, zum Beispiel Durchfall oder Dauerhusten, hervorgerufen wird. In diesem Fall wird das Kind, obwohl von seinem lästigen Ausschlag befreit, tatsächlich kränker, anstatt wirklich zu genesen. Ein Mittel, das auf diese Weise wirkt, muß so schnell wie möglich abgesetzt und durch ein besseres ersetzt werden. Sonst kann sich die Erkrankung auf innere Organe verlagern. Auf dem Wege der Heilung sollte dann auch der Hautausschlag wieder für kurze Zeit auftreten. Auch negative seelische Veränderungen können eine ungünstige Mittelwirkung anzeigen. Bei richtiger Mittelwahl sollte auf jeden Fall auch eine seelische Stabilisierung eintreten.

> Wenn durch eine Behandlung Krankheitssymptome von außen nach innen verlagert werden, spricht man von einer *Unterdrückung.*

Ein häufig gebrauchtes Mittel, das »unterdrückend« wirken kann, ist **Mercurius** (potenziertes Quecksilber, das in vielen Komplexmitteln enthalten ist). Bei akuten Mandelentzündungen bewirkt es oft eine schnelle Genesung. Wenn das Mittel allerdings nicht sorgfältig nach dem Ähnlichkeitsgesetz ausgewählt war, ist unter Umständen die akute Krankheit nur unterdrückt worden und dadurch der Boden für eine chronische Krankheit bereitet. Um Mißverständnisse zu vermeiden, sei gesagt, daß **Mercurius**, wenn es als gut passendes, homöopathisches Mittel ausgewählt wurde, tiefe Heilkräfte entfalten kann. So ist ein Mittel an sich nicht gut oder schlecht, sondern nur gut oder schlecht gewählt.

> Auch homöopathische Mittel verlangen einen verantwortungsvollen Umgang und sollten nicht ohne ausreichende Kenntnisse angewendet werden.

Wodurch kann die Wirksamkeit homöopathischer Mittel beeinträchtigt werden?

Allopathische Medikamente können auf verschiedene Weise die homöopathische Behandlung beeinträchtigen. Cortison hemmt beispielsweise Entzündungsvorgänge, die für den Heilungsverlauf von großer Bedeutung sein können.

Die Unterdrückung einer Windeldermatitis (Wundsein) mit Antipilzmitteln kann die Heilung einer schweren Bronchitis behindern. Aber auch unter den »harmlosen« Mitteln gibt es einige, die homöopathische Mittel *antidotieren.*

An erster Stelle sei *Campher genannt.* Er ist in vielen Erkältungssalben, Erkältungs- und Rheumabädern und auch in Einreibealkohol enthalten. Wenn Sie homöopathische Mittel anwenden, sollten Sie *Campher* stets gut verschlossen und nur als *Gegenmittel* bereithalten (siehe Seite 229).

Auch *Kaffee* kann homöopathische Mittel beeinträchtigen, spielt aber bei den meisten Kindern nur in Form von Süßspeisen (zum Beispiel Tiramisu) eine Rolle. Nach unserer Erfahrung stellt ein Löffel Moccacreme oder ein Schluck Coca-Cola kein Problem für die Behandlung dar.

Auf die bewährte *Kamille,* als Tee, zum Inhalieren oder als Auflage, sollten Sie während der homöopathischen Behandlung lieber verzichten. **Chamomilla** (so lautet der Name der homöopathischen Präparation) ist, wenn es angezeigt ist, ein wichtiges Heilmittel, kann aber viele andere Mittel stören.

Pfefferminz in Form von Tee, Kaugummi oder Zahnpasta stört nur ganz wenige homöopathische Mittel. Ihr Homöopath wird Sie gegebenenfalls darauf aufmerksam machen.

Nach Möglichkeit sollten Sie während der homöopathischen Behandlung auch auf naturheilkundliche Maßnahmen wie *Aromatherapie, Bachblüten oder Akupunktur* verzichten. Fragen Sie im Zweifelsfall Ihren behandelnden Homöopathen.

Im Anhang ist eine Auswahl von unterstützenden Maßnahmen wie Heilpflanzen-Tees, Wickel und Kneippsche Anwendungen angegeben, die Sie ohne Bedenken begleitend zur homöopathischen Behandlung einsetzen können.

Wann muß von einer homöopathischen Behandlung abgeraten werden?

Grundsätzlich ist die Homöopathie geeignet, alle akuten und chronischen Krankheiten auf körperlicher und auf geistig-seelischer Ebene zu behandeln. Es gibt aber Situationen, in denen durch schulmedizinische Medikamente die Reaktionsfähigkeit des Organismus so stark beeinträchtigt ist, daß selbst gut gewählte homöopathische Mittel nicht wirken können. Ein Versuch lohnt aber auch hier, denn ein Schaden durch die homöopathische Therapie ist bei sorgsamer Anwendung nicht zu befürchten.

Wenn die Lebenskraft durch eine schwere Krankheit so geschwächt ist, daß kaum noch Reaktionen möglich sind, können homöopathische Mittel nur sehr begrenzt wirken. In derartigen Situationen ist ihre Anwendung problematisch und sollte nur erfahrenen Homöopathen vorbehalten bleiben. Aber selbst bei schwersten Erkrankungen besteht zumindest die Möglichkeit einer Erleichterung des Zustandes (zum Beispiel Folgen von Zytostatika und Bestrahlung bei bösartigen Erkrankungen).

Bei Unfällen mit schweren Verletzungen müssen natürlich zuerst vom Notfallarzt Blutungen gestillt und eventuelle Knochenbrüche stabilisiert werden. Operationen lassen sich hier nicht umgehen. Als Unterstützung sind aber auch hier homöopathische Mittel sehr wirksam und können selbst von Laien problemlos eingesetzt werden.

Bei fortgeschrittenen chronischen Krankheiten (wie zum Beispiel Rheuma mit Gelenkdeformierungen) kann der ursprüngliche gesunde Zustand nicht wiederhergestellt werden, aber die allopathischen Medikamente können im Laufe der homöopathischen Behandlung möglicherweise redu-

ziert werden und das weitere Fortschreiten der Krankheit
verhindert werden.

Die Homöopathie kann heilen, wenn die Gesundheit gestört ist, sie kann aber nichts wiederherstellen, was
schon zerstört ist.

Was ist der Unterschied zwischen Homöopathie und Naturheilverfahren?

Der Begriff Naturheilverfahren (auch Erfahrungsheilkunde
oder biologische Medizin genannt) faßt verschiedene Methoden zusammen, die den Zweck haben, auf möglichst un-
schädliche und natürliche Weise Beschwerden zu lindern
oder zu heilen. Zu diesen Methoden gehören – neben der
Homöopathie – auch die *Akupunktur,* das *Schröpfen,* die
Fußreflexzonenmassage, bestimmte Ernährungsformen (zum
Beispiel *Heilfasten*), *Heilpflanzenanwendungen, Kneippsche
Anwendungen* und vieles andere. Naturheilverfahren werden von Ärzten mit besonderer Zusatzausbildung, von Heilpraktikern, Bademeistern und auch von vielen erfahrenen
Müttern und Großmüttern angewendet. Fast alle diese Methoden sind durch Beobachtung und Erfahrung entstanden,
nicht durch Tierversuche und auch nicht im Labor.

Worin unterscheiden sich Heilpraktiker und Homöopathen?

Heilpraktiker sind keine studierten Ärzte, aber aufgrund ihrer Ausbildung und einer staatlichen Prüfung in Deutschland zur Ausübung des Heilberufs (mit gewissen Einschränkungen) berechtigt. Sie behandeln mit verschiedenen Naturheilverfahren. Nur wenige üben ausschließlich klassische Homöopathie aus. Über die Qualität der Behandlung entscheidet – genau wie bei homöopathisch tätigen Ärzten – allein die Ausbildung und die Erfahrung.

> Wenn in diesem Buch von Homöopathen die Rede ist, sind ausschließlich klassisch homöopathisch arbeitende Ärztinnen und Ärzte, Heilpraktikerinnen und Heilpraktiker gemeint.

Was ist der Unterschied zwischen Homöopathie und Allopathie?

Die Schulmedizin oder besser *Allopathie* (allos = anders, gegensätzlich) behandelt nach dem »Anti-Prinzip«. Mit wissenschaftlich (das heißt in Laboren und mit Versuchen an Tieren und Patienten) erforschten Medikamenten werden einzelne Krankheitssymptome zum Verschwinden gebracht. Ein Patient, der an Durchfall leidet, bekommt ein stopfendes Mittel (ein »Antidurchfallmittel«). Ein Mensch mit Fieber bekommt ein Antifiebermittel usw.

Häufig bringt diese Art der Behandlung schnelle Erleichterung. Man meint, mit dem Krankheitssymptom sei auch die Krankheit beseitigt. Bei *akuten Krankheiten* kann das wie eine Heilung aussehen, wenn man die Bedeutung und den Sinn von derartigen Symptomen nicht kennt (siehe Krankheit im homöopathischen Sinn).

Bei *chronischen Krankheiten* ist eine dauerhafte Heilung durch allopathische Behandlung kaum möglich. Der Verlauf der Krankheit muß als schicksalhaft akzeptiert und unter Umständen eine lebenslange Behandlung in Kauf genommen werden.

Unabhängig von der allopathischen Behandlungsweise hat die Schulmedizin mit ihren Forschungsmethoden viel zum Verständnis von Krankheiten beigetragen. Auch Homöopathen wollen und können nicht auf die diagnostischen Methoden verzichten (z.B. Röntgen, Ultraschall, Magenspiegelung) oder auf die Möglichkeiten der Intensivbehandlung in einer lebensbedrohlichen Situation.

In der Allopathie werden einzelne Krankheiten oder Symptome nach dem Anti-Prinzip behandelt. Eine Heilung des ganzen Menschen ist damit meist nicht möglich.

Warum soll ein Kind homöopathisch behandelt werden?

Krankheiten gehören zum Alltag eines Kindes. Obwohl die medizinische Wissenschaft im letzten Jahrhundert große Fortschritte gemacht hat, ganz besonders durch die Einführung der Antibiotika bei Infektionskrankheiten, gibt es heutzutage immer mehr chronisch kranke Kinder. Sie leiden an Neurodermitis oder Asthma oder bekommen wegen immer wiederkehrender Infekte eine Penicillin-Kur nach der anderen verschrieben. Die übliche schulmedizinische Therapie kann zwar akute Gefahren bannen und die Beschwerden lindern, aber heilen kann sie das Kind meistens nicht. Im Gegenteil: Viele kranke Kinder werden durch Medikamente zusätzlich geschwächt oder müssen Nebenwirkungen in Kauf nehmen. Für die Sorgen der Eltern, was diese Nebenwirkungen anbelangt, haben viele Ärzte kein Verständnis, oder es fällt ihnen schwer, Alternativen anzubieten.

> Die homöopathische Behandlung hat das Ziel, ein krankes Kind ganz gesund zu machen.

Das heißt natürlich nicht, daß ein homöopathisch behandeltes Kind nicht auch einmal Schnupfen, Fieber oder einen Hautausschlag bekommen kann. Gesund im homöopathischen Sinne ist ein Kind, wenn es sich in seiner körperlichen und seelisch-geistigen Entwicklung frei entfalten kann und auf schädigende Einflüsse angemessen reagiert. Angemessen wären zum Beispiel Erbrechen und Durchfall nach einer Vergiftung (um das Gift möglichst schnell aus dem Körper zu entfernen) oder Fieber, mit dessen Hilfe eingedrungene Krankheitserreger vernichtet werden.

Homöopathische Mittel sollen dazu dienen, die Abwehr-kräfte zu stärken, ererbte Krankheitsanlagen in ihren Auswirkungen abzumildern und das Kind in seiner individuellen Entwicklung zu unterstützen.

Bei der homöopathischen Behandlung wird also nicht in erster Linie die Krankheit – zum Beispiel eine Mittelohrentzündung – behandelt, sondern der erkrankte Mensch. Ein homöopathisches Mittel soll und kann nicht gezielt einen Krankheitserreger vernichten, sondern soll den Erkrankten in die Lage versetzen, von innen heraus die Krankheit mitsamt dem Erreger selbst zu überwinden. Hier ist bei vielen Menschen ein Umdenken notwendig. Krankheitserscheinungen, wie zum Beispiel Fieber oder Hautausschläge, können eine vollkommen neue Bedeutung bekommen. Es geht nicht darum, sie so schnell wie möglich zum Verschwinden zu bringen, sondern ihre Rolle im Heilungsprozeß zu verstehen.

Eine homöopathische Behandlung ist nicht nur bei bestimmten Krankheiten sinnvoll. Am besten sollte sie die ganze Entwicklung des Kindes und später des Erwachsenen begleiten, um leichtere (akute) Krankheiten zu überwinden und so gut wie möglich zu verhindern, daß schwere oder chronische Krankheiten überhaupt entstehen.

Kann man ein Kind gleichzeitig allopathisch und homöopathisch behandeln lassen?

Es ist gut und wichtig, einen Kinderarzt in der Nähe zu haben, der die Vorsorgeuntersuchungen durchführt und bei akuten Notfällen erreichbar ist. Ideal wäre ein klassisch-homöopathisch arbeitender Haus- oder Kinderarzt. Da es so ausgebildete Ärztinnen und Ärzte bislang nur in sehr kleiner Zahl gibt, empfehlen wir, den behandelnden Kinderarzt über die homöopathische Behandlung zu informieren und umgekehrt die schulmedizinischen Behandlungsvorschläge mit dem Homöopathen abzusprechen.

Grundsätzlich sollte vorrangig versucht werden, *akute Krankheiten* homöopathisch zu behandeln, damit die Lebens- und Abwehrkräfte gestärkt werden. Nur wenn das nicht gelingt und die Krankheit eine akute Gefährdung für das Kind bedeutet, wird man auf stärkere schulmedizinische Medikamente (zum Beispiel Antibiotika) zurückgreifen müssen.

> Akute Krankheiten sollten, solange keine akute Gefährdung besteht, homöopathisch behandelt werden.

Bei *chronischen Krankheiten* (z.B. Asthma oder Rheuma), bei denen eine kontinuierliche Behandlung mit allopathischen Medikamenten (wie Asthmaspray, Cortison oder Antirheumatika) erforderlich ist, müssen die Medikamente zu Beginn der homöopathischen Behandlung beibehalten werden. Keinesfalls dürfen sie ohne Rücksprache mit dem behandelnden Arzt abgesetzt werden. Sobald durch die homöopathische Behandlung eine Besserung eingetreten ist, wird auch von seiten der Schulmedizin nichts gegen

41

eine langsame Reduzierung der Medikamente einzuwenden sein.

Über einen längeren Zeitraum eingenommene Medikamente dürfen niemals plötzlich abgesetzt werden.

Sollte Ihr Hausarzt eine homöopathische Behandlung grundsätzlich ablehnen, ist die Zusammenarbeit schwer. Bei akuten Krankheiten werden Sie häufig widersprüchliche Ratschläge von homöopathischer und allopathischer Seite hören. Als Eltern und letztendlich Verantwortliche befinden Sie sich dann im Zwiespalt, auf wessen Rat Sie hören sollen. Damit ist niemandem gedient, am wenigsten der Gesundheit Ihres Kindes.

Versuchen Sie einen Haus- oder Kinderarzt zu finden, der die homöopathische Behandlung Ihres Kindes selbst durchführt oder unterstützt.

Wie können Eltern durch ihr Verhalten die homöopathische Behandlung unterstützen?

Eine der wichtigsten Bedingungen für eine gesunde Entwicklung ist, daß ein Kind seiner Natur entsprechend heranwachsen kann. Jeder Mensch ist von Geburt an ein Individuum, das heißt von allen anderen Menschen verschieden. Ein neugeborenes Kind ähnelt anderen Neugeborenen darin, daß es vor allem Wärme, Nahrung und Schlaf braucht. Dennoch wissen erfahrene Eltern, daß ein Kind vom ersten Tag an zum Beispiel seine ganz persönliche Art hat, sich bemerkbar zu machen. Das eine Kind braucht viel Schlaf und schreit, sobald es wach wird, das andere schläft wenig und kann sich stundenlang mit sich allein beschäftigen. Später stellt man Ähnlichkeiten mit Verhaltensweisen der Mutter oder des Vater fest, aber nie gleicht ein Mensch dem anderen. Das eine Kind ist empfindlich auf die leiseste Ermahnung und fängt an zu weinen oder zieht sich zurück. Das andere Kind reagiert vielleicht erst nach einem heftigen Wutanfall der Mutter. Weil alle Kinder so verschieden sind, kann es auch keine allgemeingültigen »Erziehungsregeln« geben. Kinder haben sehr unterschiedliche Bedürfnisse und Empfindlichkeiten, und aus diesem Grund ist es Eltern beim besten Willen nicht möglich und auch nicht sinnvoll, alle Kinder gleich zu behandeln.

> Aus homöopathischer Sicht ist es wichtig, ein Kind in seiner Einzigartigkeit anzunehmen und zu versuchen, es in seiner individuellen Entwicklung zu unterstützen.

Eltern mit viel Verständnis für die Eigenarten ihres Kindes können, lange bevor das Kind sprechen lernt, dem Homöopathen sehr genau die Wesenszüge des kleinen Patienten schildern. Ein Kind, das in seiner Umgebung keinerlei Verständnis findet, wird sich früher oder später verschließen und »unverständliche« Verhaltensweisen entwickeln.

Dazu zwei Beispiele:

Wenn ein Kind Angst hat, daß sich ein Gespenst unter dem Bett versteckt hält, hat es wenig Sinn, ihm die Angst auszureden oder es lächerlich zu machen. Am besten ist es, über diese Angst zu reden und sie ernst zu nehmen. Das Kind wird beruhigt sein, wenn jemand unter dem Bett nachgesehen hat. (Durch genaue Schilderung der Angst ist es dem Homöopathen dann auch möglich, mit einem passenden Mittel zu helfen.)

Bei einem hyperaktiven Kind besteht ein starker Bewegungsdrang. Homöopathisch sinnvoll wäre es, dem Kind viele Möglichkeiten zu geben, sich auszutoben und für ausreichend Bewegung zu sorgen. Die Hyperaktivität kann nicht unterdrückt werden, indem man das Kind zur Ruhe zwingt (das wäre »allopathisch« gedacht!). Die Bewegungsenergie staut sich dann auf und kann später zu aggressiven Verhaltensweisen oder zu Krankheiten führen. (Auch bei Hyperaktivität kann eine homöopathische Behandlung großen Erfolg haben.)

Jede Art von auffälligem Verhalten sollte zunächst als die für die Situation des Kindes bestmögliche Ausdrucksform (im Sinne einer einstweiligen Notlösung) angesehen werden. Durch homöopathische Behandlung kann einem Kind mit schwierigen Verhaltensweisen so geholfen werden, daß es sich in seiner Persönlichkeit frei entfalten kann. Unmäßige Eifersucht auf ein Geschwisterkind kann beispielsweise aggressives Verhalten bewirken, unter dem das Kind schnell selbst leidet. Ein passendes homöopathisches Mittel kann es von der quälenden Eifersucht befreien. Das ist dann mehr wert als Ermahnungen oder strafende Erziehungsmaßnahmen.

Was kostet eine homöopathische Behandlung?

Es gibt nur wenige Ärztinnen und Ärzte, die eine klassisch-homöopathische Behandlung über die Krankenkasse abrechnen. Das liegt in erster Linie daran, daß zum Finden des richtigen Heilmittels lange Gespräche erforderlich sind. In einer Kassenpraxis ist dafür selten genügend Zeit, beziehungsweise wird die aufgewendete Zeit von den Kassen nicht angemessen vergütet. Aus diesem Grunde rechnen ausschließlich homöopathisch arbeitende Ärzte – genauso wie Heilpraktiker – in der Regel privat ab. Von den privaten Krankenversicherungen oder entsprechenden Zusatzversicherungen werden die Kosten (auch für Heilpraktiker) fast immer problemlos erstattet. Die gesetzlichen Krankenkassen erstatten nur auf Antrag, zum Beispiel bei chronischen Erkrankungen, wenn alle anderen schulmedizinischen Behandlungsmöglichkeiten ausgeschöpft sind. Um eine Chance zur Erstattung der Kosten durch die Krankenkasse zu haben, muß *vor* Beginn der Behandlung ein Antrag auf Kostenübernahme gestellt werden.

Wenn Sie die Behandlung aus eigener Tasche bezahlen müssen, sollten Sie sich *vorher* nach dem Preis erkundigen. Häufig liegen die Kosten für das Erstgespräch je nach Alter des Kindes zwischen 150 und 400 DM, für die Folgekonsultationen zwischen 20 und 120 DM, je nach Aufwand. Telefonische Auskünfte werden extra berechnet.

Homöopathische Medikamente sind, wenn sie nicht vom Homöopathen direkt (kostenlos) verabreicht werden, sehr preiswert. Ein Fläschchen mit Globuli kostet je nach Potenz zwischen 5 und 15 DM, die Q-Potenzen können über 30 DM pro Fläschchen kosten. Höhere Kosten entstehen also nur beim Einrichten der homöopathischen Hausapotheke. In Form von Globuli sind die Medikamente unbegrenzt haltbar, auch wenn aus rechtlichen Gründen ein Verfallsdatum angegeben ist.

Letzten Endes ist die klassische Homöopathie eine der preiswertesten Behandlungsmethoden. Durch die erfolgreiche homöopathische Behandlung einer chronischen Krankheit werden der Krankenkasse Kosten in großer Höhe erspart.

Leitfaden zur Benutzung dieses Buches

Wie finden Sie das passende Arzneimittel?

Die Sicherheit des Kindes steht immer an erster Stelle. Zögern Sie niemals, Unfälle oder Erkrankungen von ärztlicher Seite abklären zu lassen, um sicherzustellen, daß Ihr Kind nicht ernstlich gefährdet ist.

Beachten Sie bitte folgende Punkte:

- Wenn Sie Ihr Kind selbst homöopathisch behandeln wollen, beginnen Sie am besten damit, alle Symptome aufzuschreiben, die Sie als krankhaft erkennen können. Dabei können Sie auf die unten (S. 18) genannten Fragen zurückgreifen.
- Schlagen Sie nun das entsprechende Kapitel auf (»Unfälle«, »Bauchschmerzen« o.ä.) und wählen Sie von den vorgeschlagenen Arzneimitteln dasjenige aus, das die größte Ähnlichkeit mit dem Krankheitsbild Ihres Kindes hat.
- Wenn Ihr Kind besondere, sehr auffällige Symptome zeigt, wie zum Beispiel ausgeprägte Durstlosigkeit bei einem sonst sehr durstigen Kind, sind diese natürlich wichtiger als andere. Symptome dieser Art sollten unbedingt im Arzneimittelbild des ausgewählten Mittels enthalten sein.
- Zur Absicherung Ihrer Wahl können Sie im Anhang des Buches in der »Arzneimittellehre« genauer nachlesen, ob das Mittel dem Zustand Ihres Kindes ähnelt. Selbstverständlich wird kein Kind *alle* Symptome des betreffenden Arzneimittelbildes aufweisen, sondern immer nur einen Teil davon. Wenn Sie drei bis vier deutliche Symptome in einem Arzneimittelbild finden, kann es sich durchaus schon um das richtige Heilmittel handeln.

- Sollten Sie sich zwischen zwei Arzneimitteln nicht entscheiden können, versuchen Sie, sich deutlichere Informationen zu verschaffen, indem Sie Ihr Kind noch einmal genau beobachten. Im Zweifelsfall wählen Sie das Arzneimittel aus, das die Symptome beinhaltet, unter denen Ihr Kind stärker leidet.
- Wenn Ihr Kind unter vielfältigeren Beschwerden leidet, beispielsweise Durchfall und Kopfschmerzen, sehen Sie unter beiden Stichworten nach. Meist läßt sich auch in diesen Fällen *ein* passendes homöopathisches Mittel finden, da sich das Kind insgesamt in *einem* Zustand befindet. Ansonsten richten Sie sich nach der im Vordergrund stehenden Beschwerde.
- Verständlicherweise können wir im Rahmen dieses Buches nur eine gewisse Auswahl an Heilmitteln darstellen, und diese auch nur mit ihren wichtigsten Symptomen. Das heißt, es besteht immer die Möglichkeit, daß Ihr Kind ein selteneres, nicht aufgeführtes Arzneimittel benötigt. Dann wenden Sie sich bitte an Ihre Homöopathin bzw. Ihren Homöopathen.

Was müssen Sie bei der Selbstbehandlung Ihres Kindes beachten?

Die Voraussetzung für jede homöopathische Behandlung ist das Vorhandensein und Erkennen von krankhaften Symptomen.

Dieser Satz mag auf den ersten Blick banal, fast überflüssig klingen; er macht aber bei genauerem Hinsehen auf eine der größten Schwierigkeiten in der Anwendung der Homöopathie aufmerksam: die Schwierigkeit, den veränderten, krankhaften Zustand des Kindes zu erkennen und genau in Worte bzw. Symptome zu fassen.

Häufig bekommen wir in der Praxis telefonische Anfragen, weil ein Kind krank ist. Die Eltern können mit dem fiebernden Kind nicht in die Praxis kommen und erfragen homöopathischen Rat.

»Mein Kind hat Fieber. Welches Mittel kann ich ihm geben?«

Diese Auskunft alleine reicht zur Bestimmung eines homöopathischen Heilmittels nicht aus. Denn die Bezeichnung »Fieber« charakterisiert nur unzureichend die krankhafte Veränderung des Kindes. Wichtig ist die genaue Beschreibung des Krankheitszustandes. Eltern, deren Kinder homöopathisch behandelt werden, wissen schon durch ihre Erfahrung bei den Anamnesen, worauf in der homöopathischen Therapie Wert gelegt wird. Der Bericht einer Homöopathie-erfahrenen Mutter könnte beispielsweise lauten:

»Meine Tochter ist gestern abend plötzlich krank geworden. Sie hat nachmittags noch draußen gespielt, es war herrlicher Sonnenschein, sie ist Fahrrad gefahren, da war sie wohl nicht warm genug angezogen, besonders gegen Abend. Als sie dann nach Hause kam, war sie vom vielen Spielen ganz verschwitzt, das Gesicht war gerötet, und sie war ziemlich aufgedreht. Sie hatte sehr großen Durst und kaum Hunger, hat sich dann aber hingelegt und über Kopfschmerzen geklagt. Ihr war kalt, sie wollte zugedeckt werden. Sie hat ganz schnell hohes Fieber bekommen und geglüht wie ein Ofen. Jetzt liegt sie auf dem Sofa im Wohnzimmer, wir sind alle ganz leise, weil sie sagt, die Stimmen tun in ihrem Kopf weh, weil es darin so klopft.«

Dieser Bericht gibt folgende Auskünfte zum Finden des passenden Arzneimittels:

- *Gibt es Veränderungen im Gemütsbereich?*
  Überdrehtheit; dann Klagen über Schmerzen.
- *Welche allgemeinen Befindensveränderungen sind zu verzeichnen?*
  Schweißneigung; großer Durst; wenig Appetit; plötzliches, hohes Fieber, dessen Hitze deutlich zu spüren ist.
- *Welche Modalitäten (besser durch .../ schlechter durch ...)?*
  Die Kopfschmerzen verschlimmern sich durch Geräusche, bessern sich durch Ruhe.
- *Welche körperlichen, lokalen Veränderungen können beobachtet werden? Treten Schmerzen auf? Wo? Wie sind die Schmerzen?*
  Röte des Kopfes; klopfende Kopfschmerzen.
- *Wie hat sich die Krankheit entwickelt?*
  Plötzlich und schnell.
- *Gibt es einen möglichen Auslöser?*
  Zug und Kälte beim Fahrradfahren, Unterkühlung, eventuell zu starke Sonnenbestrahlung am Kopf .

Diese Mutter hat Fragen von homöopathischer Seite überflüssig gemacht, da sie die Befindensveränderungen ihrer Tochter durch ihre eigenen Beobachtungen genau beschreiben konnte. Sie schildert den Zustand, der vom »Normalverhalten« ihrer Tochter abweicht.

Diese Symptome sind es aber, die in der Homöopathie unsere volle Beachtung verdienen, da sie über die krankhaft veränderte Lebenskraft Auskunft geben. Nur anhand von krankhaften Symptomen können wir erkennen, daß mit dem Kind etwas nicht stimmt.

Je auffälliger, seltsamer oder widersprüchlicher, je individueller und unverwechselbarer die Symptome sind, desto deutlicher charakterisieren sie den Zustand des Kindes. Je deutlicher der Zustand des kranken Kindes zutage tritt, desto leichter kann das passende Heilmittel gefunden werden.

Normalerweise will ein krankes Kind, dessen Körper sich kalt anfühlt, zugedeckt werden. Hat das Kind aber eine Abneigung dagegen, zugedeckt zu werden, obwohl es sich kalt anfühlt, so können wir dieses Verhalten als außergewöhnlich und sonderbar bezeichnen. Das gleiche gilt für Halsschmerzen, wenn das Schlucken von Flüssigem die Beschwerden deutlich verstärkt, wohingegen feste Speisen keine Schmerzen auslösen. Ähnlich auffällige Symptome können sich auch auf der Gemütsebene finden, wenn ein Kind etwa bei traurigen Anlässen lachen muß; oder wenn ein ansonsten gesund erscheinendes Kind panische Angst vor harmlosen Insekten hat, die durch nichts zu erklären ist.

Ein gewöhnliches, erklärbares und für die Erkrankung typisches Symptom spiegelt den individuellen Zustand einer Person nicht ausreichend wider, denn viele andere Menschen würden auf die gleiche Weise reagieren.

So ist es z.B. nicht erstaunlich, wenn Kinder mit starkem Schweiß auch sehr durstig sind. Oder daß Gelenkschmerzen besser werden bei Ruhe, Übelkeit besser wird durch Erbrechen und so weiter.

Als Eltern sollten Sie erkennen können, was wichtig beziehungsweise weniger wichtig ist und worauf Sie Ihre Aufmerksamkeit richten müssen, um auch subtilere Veränderungen wahrzunehmen. Dadurch wird das Finden des passenden Arzneimittels für Sie leichter.

Am schwierigsten sind diejenigen Patientinnen und Patienten zu behandeln, die hin- und herwechseln zwischen Homöopathie und Allopathie (Schulmedizin). Homöopathische Medikamente wirken bei ihnen oft nur unzureichend, da die Heilreaktionen, wie beispielsweise Hautausschläge oder Fieber, immer wieder durch allopathische Maßnahmen unterdrückt werden.

Wir raten den Eltern in der Praxis ab, beide Behandlungsmöglichkeiten in Anspruch zu nehmen (Ausnahmen sind möglich, siehe unten). Natürlich hat die schulmedizinische Behandlung auch ihren Platz und ihre Stärken,zum Beispiel in der Chirurgie und in der Notfallmedizin.

Wenn Sie sich aber für eine homöopathische Behandlung entscheiden, sollte Ihr Kind während dieser Zeit grundsätzlich keine anderen Medikamente bekommen, wie zum Beispiel:

- Cortison und verwandte Substanzen (Vorsicht, nicht ohne Absprache mit dem Arzt absetzen!),
- Antibiotika,
- Salben gegen Herpes (Fieberbläschen) oder Pilzerkrankungen,
- Schmerzmittel,
- fiebersenkende Mittel,
- Hustensaft,
- zinkhaltige Salben (»Penatencreme«).

Genauso sollten Sie von »natürlichen« Arzneimitteln absehen oder die Einnahme mit Ihrer Homöopathin bzw. Ihrem Homöopathen absprechen, beispielsweise bei:

- Teedrogen (Salbei, Kamille, Pfefferminze usw.),
- pflanzlichen Tinkturen,
- homöopathisch aufbereiteten Mischpräparaten (sogenannten Komplexmitteln).

All diese Substanzen können die Wirkung homöopathischer Mittel beeinträchtigen oder sogar aufheben.

Ausnahmefälle stellen Kinder dar, die wegen schwerwiegender chronischer Krankheiten (z.B. Asthma, Rheuma, Epilepsie) in schulmedizinischer Behandlung sind. Bei diesen Kindern dürfen die allopathischen Medikamente niemals vorschnell abgesetzt werden, weil das Kind dadurch ernstlich gefährdet werden kann. Optimal ist in diesen Fällen eine Zusammenarbeit von allopathischer und homöopathischer Seite. Oft gelingt es, durch die homöopathische Therapie den Zustand des Kindes allmählich zu verbessern, so daß die allopathischen Medikamente reduziert werden können und im günstigsten Falle sogar überflüssig werden.

Die Behandlung von Säuglingen und Kleinkindern

Bei der Behandlung von Säuglingen oder Kleinkindern ist die genaue Beobachtung seitens der Eltern besonders gefordert. Kinder, die Beschwerden noch nicht selbst benennen können, äußern sich anderweitig: Haben sie beispielsweise Schmerzen, können Sie am Weinen erkennen, ob das Kind wütend, ängstlich, jämmerlich usw. ist. Sie können auch in Betracht ziehen, was das Kind bei Ihnen auslöst. Reagieren Sie eher gereizt oder entnervt, wenn das Kind nachts wütend über Zahnungsschmerzen schreit? Dann kommt **Chamomilla** als Mittel in Frage. Ist das Weinen jedoch eher mitleiderregend, entscheiden Sie sich besser für **Pulsatilla.**

Sie können noch viele weitere Symptome wahrnehmen, wie zum Beispiel:

- Erscheint das Kind ruhig oder unruhig, erschrocken oder ängstlich?
- Ist dem Kind heiß oder kalt?
- Wie fühlen sich Hände und Füße an?

- Schwitzt es? Wo? Riecht der Schweiß?
- Ist die Haut verändert?
- Gibt es irgendwelche Absonderungen?
- Wie sehen Stuhl und Urin aus?
- Hat das Kind Hunger oder Durst? Worauf? Auf Warmes oder Kaltes?

Bieten Sie ihm kalte und warme Getränke oder Anwendungen an. Beobachten Sie, wie es auf Berührung, Nähe, Geräusche, Getragenwerden etc. reagiert.

Welche Potenz ist die richtige, und wann darf ein Arzneimittel wiederholt werden?

Optimal ist es, die Potenz und Häufigkeit der Mittelgabe dem Krankheitszustand des Kindes anzupassen. Dazu ist es nötig, mehrere Faktoren zu berücksichtigen und gegeneinander abzuwägen. Das erscheint anfangs kompliziert, aber je länger Sie sich mit der Homöopathie beschäftigen, desto mehr werden Sie mit der Arzneimittelfindung, der passenden Potenz und Häufigkeit der Gabe vertraut werden. Allerdings sollte kein homöopathisches Mittel ohne Absprache mit der Homöopathin länger als ein bis zwei Wochen eingenommen werden, auch wenn es sich nur um eine tiefe Potenz handelt.
Folgende Grundsätze gelten für die Behandlung akuter Krankheiten:

- Je höher die Potenz ist, desto exakter muß das Arzneimittelbild mit dem Krankheitsbild des Kindes übereinstimmen.

- Je akuter und heftiger die Erkrankung ist, desto höher darf die Potenz gewählt werden.
- Je akuter die Krankheit ist, desto schneller muß die Wirkung des Arzneimittels eintreten.
- Werden niedrigere Potenzen gewählt (wie C oder D4 bis 6), müssen diese häufiger wiederholt werden als mittlere oder hohe.
- Je akuter die Krankheit und je intensiver der Stoffwechsel ist (bei starken Schmerzen, hohem Fieber etc.), desto schneller benötigt der Organismus wieder den Impuls des Arzneimittels: Das gewählte Mittel bessert die Beschwerden des Kindes (Schmerzen lassen nach, bei Fieber erfolgt der Schweißausbruch), sie tauchen aber nach einiger Zeit wieder auf – wenngleich meist weniger intensiv als vor der ersten Mittelgabe. In diesem Fall muß das Arzneimittel *in der gleichen Potenz* noch einmal gegeben werden.
- In besonders akuten Krankheitsfällen ist folgende Methode ratsam: Lösen Sie zwei Kügelchen des gewählten Mittels in einem halben Glas Leitungswasser auf, rühren Sie mit einem Plastiklöffel kräftig um und geben Sie dem Kind davon einen Löffel oder einen Schluck. Diesen Vorgang können Sie bei Bedarf mehrmals wiederholen (Umrühren nicht vergessen). Wir empfehlen in sehr akuten, heftigen Fällen (wie beispielsweise bei Unfällen oder hohem Fieber), das Arzneimittel auf diese Art und Weise alle fünfzehn Minuten zu geben, aber nur bis zur Besserung des Zustandes.
- Kommt es zu einer Besserung des Befindens, darf das Mittel nicht mehr gegeben werden. Vergleichen Sie den jetzigen Zustand des Kindes mit dem einige Stunden oder Tage vorher; ist jedesmal ein Fort-

schreiten in Richtung Heilung festzustellen, warten Sie ab, denn der Körper braucht eine gewisse Zeit, um sich zu erholen. Durch häufige Gaben des Arzneimittels kann der Heilungsprozeß nicht beschleunigt werden!

Tiefe Potenzen
C4 oder D4: drei- bis viermal täglich eine Gabe
C6 oder D6: zwei- bis dreimal täglich eine Gabe
Mittlere Potenzen
C12 oder D12: ein- bis zweimal täglich eine Gabe
Höhere Potenzen
C30 oder D30: einmalige Gabe
Eine Arzneimittelgabe besteht aus ein bis zwei Kügelchen (Globuli) oder einer Tablette.
Von alkoholischenTropfen raten wir bei Kindern ab.

Die Wahl des passenden Mittels ist bei akuten Krankheitszuständen wichtiger als die Wahl der Potenz. Wenn Sie ein angezeigtes Mittel in einer anderen als der angegebenen Potenz vorrätig haben, fangen Sie damit an.

Unfall
Ein Kind klemmt sich einen Finger in der Tür ein. Es hat furchtbare Schmerzen, der Finger schwillt an, und das Nagelbett verfärbt sich sofort dunkelblau.
• Bei einer Verletzung an den sehr sensiblen Extremitätenenden mit enormen einschießenden Schmerzen finden Sie im Kapitel »Unfälle – Verletzungen der Extremitäten« **Hypericum** als passendes Notfallmittel.
• Es handelt sich um einen äußerst schmerzhaften, akuten Fall. Somit können Sie eine höhere Potenz wählen (etwa C30), die Sie in Wasser auflösen und dem Kind bis zur Besserung alle fünfzehn Minuten geben.

Welche Besserung können Sie in solch heftigen Fällen erwarten? In akuten Fällen mit plötzlichen, heftigen Schmerzen stellt sich nach der Mittelgabe die Besserung des Zustandes schnell ein. Die Schmerzen werden in kurzer Zeit nachlassen, so daß der Zustand für das Kind erträglich wird. Der Heilungsprozeß wird schneller vonstatten gehen als gewöhnlich. Jüngere Kinder fallen nach der Arzneimittel-gabe oft in tiefen Schlaf und erwachen danach ohne Beschwerden.

Fieberhafter Infekt mit Durchfall
Ein sonst lebhaftes Kind ist auffallend ruhig und erschöpft. Es legt sich freiwillig ins Bett. Am nächsten Tag fröstelt es, obwohl sommerliche Temperaturen herrschen. Allmählich entwickelt sich Fieber um 38 Grad Celsius. Das Gesicht ist rötlich und verquollen, die Augen sind müde. Schließlich stellt sich mehrmals täglich breiig-wäßriger Durchfall ein. Folgende Symptome stehen zur Verfügung:

- Die Beschwerden entwickeln sich langsam.
- Schwäche, Frösteln und Müdigkeit bei einem sonst temperamentvollen Kind.
- Die Augen sind in Mitleidenschaft gezogen.
- Es besteht Fieber und Durchfall.

Nun lesen Sie in den Kapiteln »Fieber« und »Durchfall« nach, ob Sie für den Zustand Ihres Kindes ein passendes Arzneimittel finden. Nachdem Arzneimittel mit plötzlichem, heftigem Erscheinungsbild im Fall Ihres Kindes ausscheiden, stoßen Sie in beiden Kapiteln auf **Pulsatilla** und **Gelsemium,** die Ähnlichkeit mit der Erkrankung haben. Zur Differenzierung lesen Sie in der Arzneimittellehre am Ende des Buches nach und entscheiden sich korrekt für **Gelsemium,** da es typischerweise Erkrankungen bei milder Wetterlage, Durchfall, Fieber mit ausgeprägtem Frösteln, Schwäche sowie Müdigkeit der Augen heilen kann.

Die Erkrankung des Kindes ist akut, aber nicht heftig oder hochakut, die Mittelwahl ist eindeutig **Gelsemium.** Deswegen wählen Sie eine mittlere Potenz, C oder D12, die Sie dem Kind einmal täglich geben. Sobald eine Besserung eintritt (das Kind einschläft, zu essen verlangt oder das Frösteln aufhört) das Mittel nicht mehr geben.

Was können Sie von der Arzneimittelgabe erwarten?

Das Kind wird sich im Laufe des nächsten Tages etwas besser fühlen, die Augen sind nicht mehr ganz so müde, der Durchfall tritt seltener auf, und das Kind friert nicht mehr. Nach zwei bis drei Tagen ist es wieder gesund.

Entwickelt sich eine Erkrankung allmählich, wird auch die Heilung allmählich vonstatten gehen.

Fieberhafter Infekt ohne andere Beschwerden

Ein Kind entwickelt tagsüber ohne erkennbaren Auslöser leichtes Fieber. Es hat glänzende Augen und rote Wangen, fühlt sich aber nicht krank und spielt in seinem Zimmer.

Das Kind ist insgesamt wohlauf, abgesehen vom Fieber, liegen keine krankhaften Symptome vor. Die Erkrankung ist harmlos und ein Arzneimittel vielleicht gar nicht nötig. Sollte der Zustand unverändert über mehrere Tage anhalten, können Sie im Kapitel »Fieber« das passende Heilmittel **Ferrum phosphoricum** finden. Sie entscheiden sich für die Potenz C6, weil nur leichte Beschwerden vorliegen und noch nicht eindeutig geklärt ist, ob das Kind im Laufe der Erkrankung nicht noch andere Symptome entwickeln wird.

Wenn sich jedoch die Symptome verändern (zum Beispiel belegte Mandeln und Halsschmerzen auftreten), müssen Sie prüfen, welches andere homöopathische Mittel nun in Betracht kommt.

Was können Sie von der Arzneimittelgabe erwarten?

Das Kind wird nach einigen Tagen fieberfrei sein, wenn es sich lediglich um einen kleinen Infekt gehandelt hat. Ist die Erkrankung umfangreicher und handelte es sich bei dem Fieber erst um das »Vorspiel«, werden sich neue Symptome einstellen, mit deren Hilfe Sie ein passendes Arzneimittel finden können.

Wenn Sie das falsche Arzneimittel gegeben haben

Beispiel: Sie sind mit Ihrem Kind beim Baden, es läuft barfuß über die Wiese und wird von einer Biene in den Fußballen gestochen. In der Aufregung registrieren Sie nur, daß es sich um eine Verletzung handelt und geben dem Kind **Arnika**. Zu Hause jammert es immer noch über arge Schmerzen; daraufhin lesen Sie nach und stellen fest, daß **Ledum** oder **Apis** die wichtigsten Notfallmittel bei Bienenstich sind

In diesem Fall können Sie Ihrem Kind sofort das passende Arzneimittel geben, auch wenn es vorher schon **Arnika** bekommen hat. Stehen die Schmerzen um die Einstichstelle im Vordergrund, entscheiden Sie sich für **Ledum**; besteht eine massive Schwellung, die Beschwerden macht, verabreichen Sie **Apis**.

Zwei Mittel auf einmal verabreichen?

Die klassische Homöopathie geht davon aus, daß sich ein Mensch auch immer nur in *einem* Zustand befinden kann, nicht in zweien zugleich. Deswegen verordnet sie immer nur ein Mittel auf einmal. Es ist aber durchaus möglich, daß das Kind mit dem Bienenstich als erstes Mittel **Ledum** benötigt, wodurch die Schmerzen an der Einstichstelle nachlassen. Einen Tag später geht es ihm relativ gut, aber der Fuß ist immer noch angeschwollen und paßt nicht in die Sandale. Nun hat sich der Zustand des Kindes verändert. Das Kind ist wohlauf, aber die Schwellung ist nicht wesentlich zurückgegangen. Deswegen können Sie jetzt **Apis** geben; die Schwellung wird dann in den nächsten ein bis zwei Tagen deutlich nachlassen.

Können Kinder mit chronischen Krankheiten bei Unfällen oder akuten Erkrankungen von ihren Eltern behandelt werden? Diese Frage ist nicht eindeutig zu beantworten. Entscheidend ist der chronische Krankheitszustand des Kindes. Bei Unfällen ist ein homöopathisches Notfallmittel unserer Meinung nach in den meisten Fällen zu vertreten. Akute Erkrankungen jedoch können bei Kindern mit chronischen Krankheiten (Allergien, Asthma, Neurodermitis, Epilepsie, Hyperaktivität usw.), die bereits homöopathisch behandelt werden, Teil eines Gesundungsprozesses sein. Den sollten die Eltern durch die Gabe von homöopathischen Arzneimitteln nicht stören. Setzen Sie sich in so einem Fall am besten mit Ihrer Homöopathin oder Ihrem Homöopathen in Verbindung. (Siehe auch Chronische Krankheiten, S. 158)

Die homöopathische Anamnese

- Kind oder Eltern erzählen zunächst *spontan* von den Beschwerden, wobei naturgemäß die *Hauptbeschwerde* intensiv und detailliert beschrieben wird.

Wichtig ist dabei:

- ob Sie sich die Krankheit *erklären* können (seelische, mechanische, umweltbedingte Ursache),
- die Art und Weise, *wie* die Beschwerden empfunden werden (bei Schmerzen beispielsweise stechend, pochend, ziehend, krampfend),
- *wodurch* die Beschwerden besser oder schlechter werden (die sogenannten »Modalitäten«),
- *wo* sie sich befinden und *wohin* sie ausstrahlen,
- *wie* sie sich entwickelt haben,
- *seit wann* sie aufgetreten sind oder ob sie zu bestimmten *Zeiten* auftreten.

Dabei beobachtet die Homöopathin oder der Homöopath genau, wie dies alles *geschildert* wird, ob ängstlich, wütend, gereizt, weinerlich oder empört, und fragt, soweit nötig, einige Symptome nach.

> Dieses Schema können Sie als Eltern zu Hilfe nehmen, um selbst ein homöopathisches Mittel für Ihr Kind zu finden. Die sogenannten »W«-Fragen (was/ wie/ wo/ wodurch usw.) stellen dabei eine große Hilfe dar.

In der Homöopathie sind *Krankheitssymptome* die *Voraussetzung* zur Arzneimittelfindung. Wo keinerlei Symptome vorhanden sind, weder körperliche noch geistig-emotionale, kann auch keine Behandlung und Verschreibung erfolgen. Nun könnte man einwenden, die Homöopathie setze erst dort an, wo das Kind bereits in den Brunnen gefallen sei, also Beschwerden schon da sind. Wer sich in homöopathischer Behandlung befindet, weiß jedoch, daß in der Anamnese (Erhebung der Krankengeschichte) bereits kleinste krankhafte Veränderungen von der Therapeutin oder dem Therapeuten wahrgenommen und behandelt werden und dadurch der Entstehung von schwereren Krankheiten der Boden entzogen wird. So können zum Beispiel schon Unausgeglichenheit, Reizbarkeit oder Konzentrationsmangel Anlaß zu einer homöopathischen Behandlung geben. Wird das passende Heilmittel verordnet, bessert sich der Zustand, und der Mensch reagiert nicht mehr übermäßig (beispielsweise Wutanfälle bei geringstem Widerspruch, starke Zurückgezogenheit, tyrannisches Verhalten), sondern *angemessen* auf seine Umwelt. Somit liegt eine wesentliche Stärke der Homöopathie gerade in der *Früherkennung krankhafter Zustände und deren Behandlung.*

Dabei ist es aber nicht Sinn der homöopathischen Therapie, einer Person »perfekte« Gesundheit zu verschaffen (die es ohnehin nicht gibt), sondern ihr zu helfen, eine Auseinandersetzung mit Krankheit sinnvoll und angemessen führen zu können und daran zu wachsen.

Beim Kind ist diese Auseinandersetzung meist noch sehr kraftvoll: Kinder entwickeln verhältnismäßig schnell Fieber, die Abwehr kann dann sehr effektiv arbeiten und die Krankheit viel schneller überwinden. Wer hat nicht schon erlebt, daß ein Kind, das gestern noch mit hohem Fieber im Bett lag, heute wieder fit ist, Appetit hat und am liebsten wieder draußen herumspringen möchte?

Wenn eine akute Krankheit ausgeheilt ist, können Eltern häufig beobachten, daß ihr Kind plötzlich einen enormen Entwicklungsschub gemacht hat: Die Wahrnehmung oder Ausdrucksweise ist deutlich differenzierter, die Motorik hat sich verbessert, völlig neuartige Spiele werden ausprobiert, die Konzentration in der Schule ist gesteigert oder dergleichen mehr. Dieser Prozeß, der durch eine Krankheit in Gang gesetzt werden kann, wird, wenn nötig, durch die homöopathische Therapie unterstützt. Wir halten es nicht für sinnvoll, jeglichen Krankheitsreiz auszulöschen (beispielsweise durch Antibiotikagaben bei bakteriellen Infektionen), denn wie soll sich ein Organismus stärken, der nicht »trainieren« kann? Selbstverständlich gibt es da Ausnahmen, z. B. Notsituationen, in denen Antibiotika, Cortison und andere allopathische Medikamente durchaus segensreich sein können. Aber nicht jede eitrige Mandelentzündung stellt eine Notsituation dar.

Abschließend möchten wir noch betonen, daß in der Homöopathie ausschließlich *krankhafte Zustände* behandelt werden und auch das nur dann, wenn die betroffene Person aus eigener Kraft nicht mit diesem Zustand fertig wird.

Wenn ein Kind fiebert, ist das nicht unbedingt ein Grund, ein Mittel zu verabreichen. Oft braucht es nur die passende Diät, Ruhe und etwas Zeit, vielleicht einige naturheilkundliche Maßnahmen (Wickel, Einlauf, Waschungen oder ähnliches), um von selbst wieder auf die Beine zu kommen. Selbstverständlich muß der Schweregrad der Erkrankung dabei für die Eltern klar zu erkennen sein. Im Zweifelsfall muß sich der behandelnde Homöopath einen persönlichen Eindruck davon machen.

Akute Erkrankungen

Fieber

Bei einer Erhöhung der Körpertemperatur auf über 37,5 Grad Celsius sprechen wir von erhöhter Temperatur, ab 38 Grad von Fieber, bei Werten um und über 40 Grad Celsius von hohem Fieber.

Welchen Sinn hat eine Temperaturerhöhung für das erkrankte Kind?

Es ist wichtig zu wissen, daß unter höheren Temperaturen biologische und chemische Vorgänge deutlich schneller ablaufen, was für die Immunabwehr von großem Vorteil ist. Eingedrungene Erreger können schneller ausfindig und unschädlich gemacht werden als bei normaler Körpertemperatur. Somit ist Fieber eine normale und wichtige Reaktion des Körpers auf einen krankheitsauslösenden Reiz.

Natürlich ist Fieber auch kräftezehrend und kann, wenn es zu lange andauert, das kranke Kind übermäßig schwächen. Deshalb ist es wichtig, ein fieberndes Kind zu schonen und folgende Maßnahmen zu beachten:

- Das Kind soll an einem ruhigen Platz liegen, der regelmäßig gelüftet werden und nicht überheizt sein sollte,
- Bettruhe einhalten,
- nicht feucht liegen, die Wäsche sollte nach Bedarf gewechselt werden.
- Sollte das Kind frieren (das ist oft am Anfang der Erkrankung der Fall, wenn das Fieber noch im Steigen begriffen ist), decken Sie es warm zu (Schurwoll-

decken zusätzlich zur Bettdecke), und versorgen Sie die Füße mit einer Wärmflasche.

- Wenn dem Kind heiß ist (meist wenn der Höhepunkt des Fiebers überschritten ist und der Schweißausbruch erfolgt), wirft es ohnehin alle Decken von sich. Sie sollten es dann nur noch leicht zudecken, im Sommer eventuell gar nicht oder nur mit einem Leintuch, um einen Hitzestau zu vermeiden.
- Viel trinken, um einer eventuellen Austrocknung durch starke Schweiße vorzubeugen (Wasser, Tee, gesalzene Gemüsebrühe).
- Wenig essen. Auf keinen Fall darf das Kind zum Essen gezwungen werden. Eine entsprechende Diät (siehe unten) ist meist sinnvoll.
- Nicht fernsehen, Augen und Gehirn werden durch die vielen wechselnden Bilder gestreßt.

Meist äußern kranke Kinder ohnehin ihre Bedürfnisse, denen Sie, soweit möglich, nachgeben sollten. So will das eine vielleicht alleingelassen werden, das andere aber verlangt nach Gesellschaft, nach warmen oder kalten Getränken, nach Zudecken oder nicht.

Diese Symptome sollten Sie als Eltern sorgfältig registrieren, denn sie können bei der Arzneimittelfindung hilfreich, wenn nicht gar ausschlaggebend sein. Das Eßverhalten kann bei Kindern auch im Krankheitsfall recht unterschiedlich sein. So kommt es vor, daß hochfiebernde Kinder in ihrem Allgemeinzustand erstaunlich wenig eingeschränkt sind und nach einer deftigen Mahlzeit verlangen. Obwohl wir im allgemeinen eher davon abraten, überlassen wir es im Einzelfall doch den Eltern, ob sie Wünschen dieser Art nachgeben oder nicht. Schließlich kennen sie ihre Tochter oder ihren Sohn am besten. Wir raten dann nur, die Portion anfangs recht klein zu halten, um zu sehen, ob das Essen vertragen wird. Ein robustes Kind kann auch schwerere Speisen vertragen oder wird den Teller nach wenigen Bissen wegschieben.

Ernährungstips für fiebernde Kinder:
Milch und Milchprodukte, fette und schwere Speisen meiden (d.h. kein Fleisch, keine Wurst, keine Nudeln, keine Süßigkeiten, nichts Gebratenes, keine Eier).
Viel trinken: Wasser, alle Kräutertees (außer Kamille), salzige Gemüsebrühe, um den Salzverlust beim Schwitzen auszugleichen.
Empfehlenswert sind: Zwieback, Knäckebrot, Vollreiswaffeln, geriebener Apfel, Haferbrei und ähnliches.

Um das passende Arzneimittel zu finden, sind folgende Beobachtungen von Bedeutung:
Um die Art und Höhe einschätzen zu können, ist es wichtig, das Fieber mehrmals täglich zu messen und sich Uhrzeit und Temperatur zu notieren.
Fassen Sie das Kind an. Hat es kalte Hände und Füße? Ist die Haut feucht, trocken, heiß? Wie ist die Gesichtsfarbe?
Sind die Ausscheidungen (Schweiß, Urin, Stuhl) verändert?
Wie sind die Stimmung, der Appetit und der Durst? Verhält sich das Kind seiner Umwelt gegenüber anders als sonst?

In seltenen Fällen kann es bei Fieber zu **Komplikationen** kommen. Zu beachten sind dabei Folgen von erhöhtem **Flüssigkeitsverlust** (durch Schwitzen, Erbrechen oder Durchfälle), die bei Säuglingen oder Kleinkindern gefährlich werden können und im Krankenhaus behandelt werden müssen. Sie erkennen diesen Zustand an folgenden Symptomen:

- Die Urinproduktion ist stark verringert.
- Mund und Zunge sind trocken.
- Die Haut wirkt spannungslos, eine aufgestellte Hautfalte bleibt stehen.
- In extremen Fällen wirkt das Gesicht und besonders die Region um die Augen eingefallen.
- Das Kind ist schläfrig bis apathisch.

Eine weitere, seltene, aber gefürchtete Komplikation stellt der sogenannte **Fieberkrampf** dar. Durch eine Überhitzung des Gehirns kann es bei dazu veranlagten Kindern zu einem Anfall von Bewußtlosigkeit mit verdrehten Augen und krampfartigen Zuckungen der Gliedmaßen kommen. Die dadurch bedingte Atemstörung führt zur bläulichen Verfärbung der Haut. Der Anfall kann wenige Sekunden bis zu einer halben Stunde dauern. Schulmedizinische Erste Hilfe ist ein Diazepam-Zäpfchen (Valium).

Sollte das Kind eines der oben beschriebenen Symptome einer Komplikation zeigen, rufen Sie sofort einen Arzt.

Naturheilkundliche Anwendungen bei Fieber

- Ein Einlauf bringt dem Kind große Erleichterung (da sich der fiebernde Körper ohnehin nicht mit der Verdauung beschäftigen kann) und leitet belastende Stoffwechselprodukte schnell aus dem Darm aus.
- Wadenwickel sollten nur angewendet werden, wenn das Kind über mehrere Tage hoch fiebert und die Extremitäten wirklich heiß sind. Wickel auf kalter Haut bewirken eine Temperaturerhöhung im Körperkern und haben so den gegenteiligen Effekt.

• Essigwasserwaschungen (1 Eßlöffel Essig auf 1 Liter Wasser) nach dem Schweißausbruch erfrischen das Kind und fördern den Kreislauf.

Homöopathische Arzneimittel:
Wenn Sie den äußeren Auslöser für die fieberhafte Erkrankung kennen oder vermuten, können Sie *eines* der folgenden Arzneimittel auswählen. Vergleichen Sie die übrigen Symptome anhand der Arzneimittellehre im Anhang (ab S. 220).

Dosierung: Ein- bis fünfmal täglich ein Kügelchen C12; sobald Besserung eintritt, das Arzneimittel absetzen.

Fieber infolge von Nässe:
Dulcamara, Colocynthis, Pulsatilla, Silicea.
Fieber infolge von Kälte:
Aconitum, Belladonna, Colocynthis, Dulcamara, Eupatorium, Calcium carbonicum, Pulsatilla, Silicea.
Fieber infolge von übermäßiger Hitze:
Belladonna, Gelsemium, Natrium muriaticum, Pulsatilla.
Fieber infolge von Kälte nach Überhitzung:
Belladonna.
Fieber infolge von kaltem Wind:
Aconit, Hepar sulfuris.
Fieber infolge von Zugluft:
Rhus toxicodendron, Silicea, Hepar sulfuris, Belladonna (besonders nach dem Haarewaschen oder Haareschneiden).

Fieber und fiebrige Erkrankungen

Arzneimittel	**Aconit**
Charakteristika	zu Beginn einer Krankheit; heftig und plötzlich; hohes Fieber, große Hitze ohne Schweiß, starker Durst auf kaltes Wasser
Gemütslage	unruhig, ängstlich, besonders nachts
Verschlechterung	nachts im Bett; Folgen von Kälte oder kaltem Wind
Besserung	frische Luft, Ruhe
Bemerkung	Wirkung oft nur von kurzer Dauer, öfter wiederholen; nach Schweißausbruch ist Aconit nicht mehr angezeigt, Sulfur folgt dann meist gut

Arzneimittel	**Belladonna**
Charakteristika	heftiges, plötzliches Fieber Kopf knallrot (selten blaß), der ganze Körper spürbar heiß, kalte Extremitäten, pulsierende Kopfschmerzen, trockene Schleimhäute, glänzende Augen, Temperatur am höchsten zwischen 15.00 Uhr und 3.00 Uhr, nach übergroßer Hitze, Sonnenstich
Gemütslage	ruhelos, ängstliche Fieberphantasien, wild
Verschlechterung	Hitze, Licht, Berührung, Geräusche, Zugluft, besonders am Kopf
Besserung	Ruhe
Bemerkung	häufiges Mittel bei Fieber; Erste Hilfe bei »Fieberkrämpfen« (Krankenhaus aufsuchen!)

Arzneimittel	**Ferrum phosphoricum**
Charakteristika	zu Beginn einer Entzündung oder Erkrankung, Fieber ohne andere massive körperliche Beschwerden, Gesicht blaß mit roten Flecken oder Erröten, Erschöpfung oder trotz hohen Fiebers wenig beeinträchtigt, Nasenbluten
Gemütslage	—
Verschlechterung	nachts, laute Geräusche
Besserung	kalte Anwendungen
Bemerkung	—
Arzneimittel	**Pulsatilla**
Charakteristika	Frösteln im Fieber, trotzdem Widerwillen gegen Wärme
	Körper heiß bei niedrigem Fieber oder umgekehrt, Fieber mal hoch, mal niedrig; Fieber bei Masern; Fieber mit Durchfall nach Überessen an Fettem und Süßem; geschwollene Lymphdrüsen, Durstlosigkeit
Gemütslage	wechselhaft, weinerlich, empfindsam
Verschlechterung	abends; durch Wärme(-anwendungen), geschlossene Räume
Besserung	frische Luft, Gesellschaft, Trost
Bemerkung	am Gemütszustand deutlich zu erkennen
Arzneimittel	**Gelsemium**
Charakteristika	Symptome entwickeln sich langsam, Hitze- und Kältegefühl mit Schauern, Schwäche und Zittern; Sommergrippe, oft mit Durchfall und Kopfschmer-

zen; rotes Gesicht, kalter Schweiß, Durstlosigkeit; das Kind will zugedeckt und gehalten werden; Fieber bei Masern

Gemütslage	ängstlich, verzagt, erschöpft; Folge von Furcht, Schock, Erregung, Lampenfieber
Verschlechterung	warmes, feuchtes Wetter, Sonnenhitze
Besserung	fühlt sich erleichtert nach dem Urinieren; möchte gehalten werden
Bemerkung	wichtiges Mittel bei Sommergrippe und bei unerwartet mildem Wetter

Arzneimittel	**Eupatorium perfoliatum**
Charakteristika	Erkältung und Fieber mit starkem Frösteln und extremen Kopf-, Muskel- und Gliederschmerzen, fühlt sich wie zerschlagen; Durst auf kalte Getränke
Gemütslage	unruhig
Verschlechterung	kalte Luft
Besserung	fühlt sich erleichtert durch Schwitzen
Bemerkung	Mittel bei fiebrigen Infekten mit starken Gliederschmerzen

Arzneimittel	**Bryonia**
Charakteristika	anhaltend hohes Fieber, starke, trockene Hitze, kaum Schweiß, will nur ruhig daliegen, großer Durst auf kaltes Wasser
Gemütslage	verschlossen, abweisend
Verschlechterung	geringste Bewegung, Erschütterung

Besserung	Ruhe, starker Druck lindert Schmerzen
Bemerkung	typisch ist die Verschlechterung durch die geringste Bewegung
Arzneimittel	**Chamomilla**
Charakteristika	Fieber verläuft in Wellen, abwechselnd zu heiß und zu kalt, eine Wange rot, eine blaß, äußerst schmerzempfindlich, Fieber während der Zahnung
Gemütslage	unmöglich zufriedenzustellen, reizbar
Verschlechterung	nachts, Liegen im Bett, Wärme, Berührung, angesehen werden
Besserung	umhergetragen werden
Bemerkung	hilfreich bei fiebrigen Infekten durch Zahnungsbeschwerden
Arzneimittel	**Apis**
Charakteristika	Fieber mit wäßriger (ödematöser) Schwellung im Haut- und Schleimhautbereich, Fieber mit starken Kopfschmerzen, rollt den Kopf hin und her, bohrt den Kopf ins Kissen (Zeichen für Gehirnhautreizung! Sofort ins Krankenhaus!); die Haut ist rot und heiß, brennende Hitze, durstlos während des Fiebers, Durst im Froststadium
Gemütslage	nervös oder gleichgültig
Verschlechterung	Hitze, heiße Getränke, Berührung
Besserung	Kälte, Abdecken.
Bemerkung	Erste-Hilfe-Mittel bei Gehirnhautreizung bis zum Krankenhaus!

Erkältungskrankheiten

Schnupfen und Nasennebenhöhlenentzündung

Im allgemeinen wird ein Schnupfen nicht homöopathisch behandelt, es sei denn, es handelt sich um einen chronischen Infekt. Dann suchen Sie am besten Ihre Homöopathin oder Ihren Homöopathen auf.

Naturheilkundlicher Tip
Bei verstopfter oder unaufhörlich laufender Nase lindern heiße ansteigende Fußbäder (siehe S. 273) erstaunlich gut. Auch Duftlampen mit ätherischen Ölen oder Luftbefeuchtung mittels aufgehängter feuchter Tücher erleichtern dem Kind das Atmen, insbesondere nachts.

Nasenneben- oder Stirnhöhlenentzündungen kommen erst bei älteren Kindern vor, da sich die Gesichtshöhlen erst mit zunehmendem Alter ausbilden. Oft handelt es sich um ein immer wiederkehrendes, chronisches Leiden, das die Eltern nicht selbst behandeln sollten. Falls es sich um einen einmaligen, akuten Infekt handeln sollte, können Sie bei den unter »Erkältungen mit oder ohne Fieber infolge von...« genannten Mitteln nachsehen, wenn ein Auslöser deutlich sichtbar ist.

Ansonsten bietet *im akuten Fall* **Kalium bichromicum** C30, einmal ein Kügelchen, häufig schnelle Erleichterung, wenn folgende Symptome zutreffen:

Schmerzen in den Gesichtsknochen, besonders beim Vornüberbeugen; Nase verstopft, Absonderungen zäh, lösen sich schwer, klebrig, grünlich, wund machend.

Verschlechterung: Beim Vornüberbeugen, bei Kälte, morgens, im Freien.

Besserung: Durch Wärme und warme Anwendungen.

Halsentzündung und Halsschmerzen

Bei Kindern gehen Halsentzündungen meist mit einer Vergrößerung der Mandeln einher. Die Mandeln (= Tonsillen) stellen eine wichtige Barriere zur Identifizierung und Überwältigung von Erregern dar. Bei einer vermehrten Abwehrleistung vergrößern sie sich. In diesem Abwehrgeschehen gibt es je nach Schweregrad der Entzündung verschiedene Stadien:

1. Die Mandeln schwellen an (sichtbar im Rachen).
2. Sie röten sich stark.
3. Es werden kleine weiße Eiterpünktchen sichtbar (Eiter besteht aus abgestorbenen Abwehrzellen).
4. Sowohl in den tiefen Furchen der Mandeln als auch auf ihrer Oberfläche sind Eiterherde sichtbar.

Von schulmedizinischer Seite werden bei wiederkehrenden Infekten im Halsbereich oft Antibiotika verschrieben, oder man empfiehlt sogar das Entfernen der Mandeln. Aus homöopathischer Sicht liegt bei Kindern mit häufig auftretenden Mandelentzündungen eine konstitutionelle Schwäche vor, die durch die homöopathische Behandlung verbessert und behoben werden kann. Das Kind ist dann fähig, durch eine gestärkte körpereigene Abwehr die Erreger selbst zu beseitigen. Homöopathinnen und Homöopathen raten dazu, die Mandeln wenn irgend möglich als wichtiges Abwehrorgan zu erhalten. Wenn die Abwehrschwäche nicht behoben ist, wandert die Entzündung sonst möglicherweise in tiefere Bereiche ab (beispielsweise in die Bronchien).

Bei vereiterten oder stark geschwollenen Mandeln sollten Sie immer eine erfahrene Homöopathin oder einen Homöopathen aufsuchen.

Halsschmerzen und Halsentzündung

Arzneimittel	**Aconit**
Charakteristika	plötzliche Schmerzen und beginnende Entzündung des Rachens; Mund und Rachen rot, trocken und heiß; starke Schmerzen beim Schlucken; großer Durst, Halsschmerzen nach kaltem Wind
Gemütslage	ängstlich, ruhelos
Verschlechterung	kaltes Wetter, kalter Wind, nachts im Bett, bei Licht, durch laute Geräusche
Besserung	Ruhe
Bemerkung	bei plötzlichen, heftigen Erkrankungen

Arzneimittel	**Belladonna**
Charakteristika	heftige, schnelle Entzündung; Rachen stark gerötet, trocken; Mandeln geschwollen, besonders rechts; starke Schmerzen beim Schlucken, Engegefühl; Gesicht oft gerötet
Gemütslage	unruhig
Verschlechterung	Schlucken, Druck oder Enge; nachmittags
Besserung	Ruhe
Bemerkung	häufig angezeigtes Mittel bei Mandelentzündung

Arzneimittel	**Apis**
Charakteristika	Hitze, Schwellung und Röte des Rachens; Zäpfchen stark geschwollen, Erstickungsgefühl, stechende oder

75

	brennende Schmerzen, besonders beim Schlucken; Verlangen nach Kaltem
Gemütslage	reizbar, aufgeregt
Verschlechterung	Schlucken, besonders von fester Nahrung und Heißem; Hitze und heiße Räume, Druck, Berührung
Besserung	kalte Getränke und kühle Luft
Bemerkung	die starke ödematöse (wäßrige) Schwellung steht im Vordergrund

Arzneimittel	**Hepar sulfuris**
Charakteristika	extreme Schmerzempfindlichkeit, stechende Schmerzen, erstrecken sich beim Schlucken bis zum Ohr, starke Entzündung, Vereiterung, kälte- und zugempfindlich; Verlangen, sich warm einzuhüllen
Gemütslage	reizbar und unzufrieden, empfindlich, »schwierige« Kranke
Verschlechterung	Kälte, kalte Luft oder Zugluft; im Winter; Herausstrecken eines Körperteils unter der Decke, Berührung, Geräusche; nachts
Besserung	Wärme, warme Anwendungen, Einhüllen
Bemerkung	häufiger in der kalten Jahreszeit angezeigt

Arzneimittel	**Lachesis**
Charakteristika	Entzündung der linken Mandel oder erst der linken, dann der rechten Mandel; stechende, zusammen-

	schnürende Schmerzen; Fremdkör-pergefühl im Hals; große Empfind-lichkeit des Halses, Druck oder Hals-wickel unerträglich; Schmerzen beim Leerschlucken oder Schlucken von Flüssigem, aber kaum beim Schlucken von Festem
Gemütslage	morgens schlechte Laune
Verschlechterung	nach dem Schlaf; Berührung, Druck oder Enge am Hals; Leerschlucken und Schlucken von Flüssigem; Hitze und heiße Getränke
Besserung	frische Luft, fester Druck, kalte Ge-tränke
Bemerkung	—
Arzneimittel	**Lycopodium**
Charakteristika	rechte Mandel entzündet oder verei-tert oder erst rechts, dann links; muß ständig schlucken; Verlangen nach warmen Getränken
Gemütslage	eher »schwierige« Kranke
Verschlechterung	kalte Getränke, Essen, zwischen 16.00 Uhr und 20.00 Uhr
Besserung	warme oder heiße Getränke
Bemerkung	—
Arzneimittel	**Lac caninum**
Charakteristika	Entzündung oder Vereiterung; Sym-ptome ähneln denen von Lachesis, wechseln aber immer wieder die Seite
Gemütslage	nervös, reizbar
Verschlechterung	Berührung, Schlucken fester Nah-rung, Leerschlucken, nach Schlaf

77

Besserung	kalte oder warme Getränke, frische Luft
Bemerkung	—
Arzneimittel	**Mercurius**
Charakteristika	Entzündung oder Vereiterung im fortgeschrittenen Stadium, blutig-eitrige Absonderung, Schmerzen nachts am stärksten, übler Mundgeruch, metallischer oder süßlicher Geschmack; verstärkter Speichelfluß, dabei durstig; Zahneindrücke auf der Zunge sichtbar; friert und schwitzt schnell, Schwäche
Gemütslage	ruhelos, besonders nachts
Verschlechterung	nachts, sowohl durch Wärme als auch Kälte; durch Schwitzen
Besserung	Ruhe
Bemerkung	Beschwerden entwickeln sich allmählich
Arzneimittel	**Silicea**
Charakteristika	Mandeln geschwollen und vereitert, Schmerz stechend, das Schlucken schmerzt, starkes Frieren am ganzen Körper und großes Bedürfnis nach Wärme und Einhüllen
Gemütslage	empfindlich
Verschlechterung	Kälte in jeder Form, Zug, Wetterwechsel, Mondwechsel, Druck
Besserung	Wärme, Einhüllen, im Sommer
Bemerkung	Symptome entwickeln sich langsam, aber stetig

Heiserkeit

Heiserkeit wird meist durch eine Überreizung oder Entzündung des Kehlkopfes beziehungsweise der Stimmbänder ausgelöst. Für die Kinder selbst ist die Heiserkeit nicht störend, es sei denn, sie wird von Halsschmerzen oder Husten begleitet (siehe entsprechende Kapitel).

Fühlt sich der Rachen unangenehm trocken an für das Kind, empfehlen wir warmen Tee mit Honig. Süßes wirkt im allgemeinen schleimbildend, die störende Trockenheit wird dadurch gelindert.

Homöopathische Medikamente sind bei schmerzloser Heiserkeit nicht nötig; handelt es sich jedoch um eine häufig wiederkehrende Beschwerde, suchen Sie bitte homöopathische Hilfe auf.

Husten und Beschwerden der tieferen Atemwege

Ernstere Erkrankungen können von Eltern leicht übersehen werden. Wir möchten noch einmal unterstreichen, daß kein Ratgeber einen erfahrenen Homöopathen bzw. die ärztliche Untersuchung ersetzen kann. Aus diesem Grunde sind die hier aufgelisteten Arzneimittel verhältnismäßig knapp gehalten (im homöopathischen Repertorium sind über 250 Arzneimittel zu finden, die trockenen Husten heilen können).

Es ist für Eltern oft schwierig, einzuschätzen, welcher Teil der Luftwege gereizt oder entzündet ist:

- die Luftröhre (Tracheitis = Entzündung der Luftröhre)
- die Bronchien, der Teil der Lungen, in dem sich die Luftröhre in einzelne Äste aufgliedert (Bronchitis = Entzündung der Bronchien)

- die Lungen (Pneumonie = Entzündung des Lungengewebes selbst).

Je weiter eine Erkrankung nach innen fortschreitet, desto gefährlicher kann sie werden. Besonders gefürchtet ist die Lungenentzündung. Sie ist manchmal schwer zu erkennen und sollte nur von erfahrenen Homöopathinnen oder Homöopathen in Verbindung mit ärztlicher Begleitung behandelt werden.

Hinter Husten mit Fieber, großer Schwäche und Erschöpfung kann eine **Lungenentzündung** stecken. Sie sollten in so einem Fall sofort ärztliche Hilfe suchen.

Bei Husten mit starken Schmerzen kann es sich auch um eine **Rippenfellentzündung** handeln. Auch bei schmerzendem Husten sollten Sie das Kind nicht selbst behandeln.

Starke Atembeschwerden mit pfeifenden Geräuschen und ziehender Atmung können auf **Bronchialasthma** hinweisen, eine schwerwiegende, chronische Erkrankung, die Sie keinesfalls selbst behandeln dürfen. Ziehen Sie homöopathische Hilfe zu Rate.

Ähnlich gefürchtet wie Asthma ist der sogenannte **Pseudokrupp,** ein anfallsartig auftretender, bellender Husten mit großer Atemnot, bedingt durch Anschwellen des Kehlkopfes. Er tritt vor allem bei Kindern im Alter zwischen drei Monaten und vier Jahren auf, nicht selten nach vorausgegangenem Schnupfen oder Halsweh.

Da die Anfälle in aller Regel nachts beginnen, sollten Sie Erste-Hilfe-Maßnahmen ergreifen, nachdem Sie den Notarzt gerufen haben: Lassen Sie Ihr Kind z. B. über der dampfenden Dusche feuchte Luft einatmen. (Siehe auch Keuchhusten, S. 151.)

Naturheilkundliche Anwendungen bei leichterem Husten:
- Auflagen mit warmen Kartoffeln oder Quark,
- Heublumensäckchen,
- Zwiebelsirup,
- mit Honig gesüßter Tee zur Schleimbildung.

Wenn diese Maßnahmen nach drei Tagen nicht zu einer deutlichen Besserung führen, sollten Sie mit Ihrem Kind zum Homöopathen oder Kinderarzt gehen.

Husten und Beschwerden der tieferen Atemwege

Arzneimittel	**Aconit**
Charakteristika	Plötzlichkeit und Heftigkeit; Husten trocken, heiser, bellend und schmerzhaft, Husten nach Kälte oder kaltem Wind; greift sich beim Husten an den Hals; Kurzatmigkeit, das Kind muß sich beim Husten aufsetzen; Husten mit plötzlichem, hohem Fieber; Krupphusten
Gemütslage	ängstlich und unruhig
Verschlechterung	Einatmen verursacht Hustenanfall; Kälte und Folgen von Kälte oder kaltem Wind, nachts im Bett
Besserung	Ruhe, Liegen auf dem Rücken
Bemerkung	plötzliche heftige Erkrankung bei sonst robusten Kindern, wichtiges Erste-Hilfe-Mittel bei Pseudokrupp

Arzneimittel	**Phosphor**
Charakteristika	harter, trockener, heftiger, schmerzhafter Husten, brennendes Gefühl in

	den Atemwegen, Erschöpfung, heisere Stimme, großer Durst, Husten nach kalten Getränken
Gemütslage	ängstlich, Furcht vor Alleinsein
Verschlechterung	kalte Getränke, Wechsel von warmen Räumen in kalte Luft und umgekehrt Bewegung
Besserung	—
Bemerkung	bei Husten häufig angezeigt
Arzneimittel	**Drosera**
Charakteristika	tiefer, bellender, schmerzhafter Husten, der nicht enden will, Erbrechen nach Husten, das Kind hält sich die Brust beim Husten, Hustenanfall beim Hinlegen, beim Singen oder Reden
Gemütslage	—
Verschlechterung	nachts, nach Mitternacht, beim Niederlegen, Reden, Singen, Lachen
Besserung	frische Luft
Bemerkung	—
Arzneimittel	**Bryonia**
Charakteristika	das Kind hält sich beim Husten wegen der Schmerzen die Brust, Husten schmerzhaft, brennend oder stechend, trocken und hart, Hustenanfall ausgelöst durch tiefes Einatmen, Husten beim Betreten warmer Räume, großer Durst
Gemütslage	reizbar, abweisend
Verschlechterung	die kleinste Bewegung, tiefes Einatmen

Besserung	Druck, Liegen auf der schmerzhaften Seite, kühle Luft, Ruhe
Bemerkung	hilfreich bei Husten mit starken Rippenschmerzen; immer ärztlich abklären, da Verdacht auf Rippenfellentzündung!

Arzneimittel	**Pulsatilla**
Charakteristika	Husten trocken, nur morgens locker; das Kind muß sich beim Husten aufsetzen, selbst nachts im Schlaf; Husten beginnt beim Warmwerden oder Erhitzung, wenig Durst, Husten nach Masern
Gemütslage	wechselhaft, weinerlich, wünscht Gesellschaft und Trost
Verschlechterung	Wärme, beim Warmwerden, abends
Besserung	frische Luft
Bemerkung	—

Arzneimittel	**Hepar sulfuris**
Charakteristika	Folgen von Kälte und kalter Luft, würgender Husten, oft infolge extremer Mandelentzündung; große Enge im Hals, Gefühl von Einschnürung beim Einatmen
Gemütslage	empfindlich
Verschlechterung	Liegen, kalte, trockene Luft, Zugluft, nachts
Besserung	feuchte Wärme, Dampf
Bemerkung	—

Arzneimittel	**Spongia**
Charakteristika	hohler, bellender Husten, Husten mit Heiserkeit und Halsschmerzen, Enge, Brennen und Trockenheit im Hals mit Atembeschwerden, keuchende Atmung; das Gefühl, wie durch einen Schwamm zu atmen, Erstickungsgefühl, Krupphusten
Gemütslage	ängstlich
Verschlechterung	kalte Getränke, Aufregung
Besserung	warme Getränke
Bemerkung	—
Arzneimittel	**Lachesis**
Charakteristika	Husten beim Erwachen oder beim Einschlafen, fährt plötzlich hoch, meint zu ersticken, viel Schleim, Husten mit großem Engegefühl im Hals, will das Fenster weit offen haben, Erleichterung durch Abhusten schon geringer Mengen Schleims, Abneigung gegen Berührung am Hals
Gemütslage	nervös
Verschlechterung	nach Schlaf, beim Einschlafen, morgens, Hitze, beim Leerschlucken, bei Enge oder Druck am Hals
Besserung	frische Luft, alle Arten von Absonderungen (Schweiß, Erbrechen, Durchfall, Tränen etc.), kalte Getränke
Bemerkung	—
Arzneimittel	**Sulfur**
Charakteristika	Husten trocken in der Nacht, locker am Tag; vermehrt im Liegen, will alle

84

	Fenster offen haben, Husten heftig, stoßweise, mit Schleimrasseln und Brennen; Anfälle besonders gegen 11.00 Uhr morgens
Gemütslage	—
Verschlechterung	Hitze, im Bett, Liegen auf dem Rücken
Besserung	frische Luft
Bemerkung	oft stark riechender Schweiß

Arzneimittel	**Causticum**
Charakteristika	Husten trocken mit Heiserkeit und wundem Gefühl, Kind hustet, um etwas Schleim heraufzubringen, erreicht ihn aber nicht, Schmerzen in der Brust leichter durch Druck, Husten durch Kummer
Gemütslage	—
Verschlechterung	trockenes, kaltes Wetter oder Wind, nach Kummer
Besserung	kalte Getränke, besonders kleine Schlucke Wasser, feuchtes, warmes Wetter
Bemerkung	—

Bauchschmerzen

Bei Kindern treten Bauchschmerzen viel häufiger auf als bei Erwachsenen. Die typische Antwort auf die Frage: »Was tut Dir weh?« ist »Der Bauch«. Bei Infekten und auch bei seelischem Streß reagieren viele Kinder mit dem Bauch, und die geeignete Behandlung besteht aus Zuwendung und einer Wärmflasche. Sollte das nicht ausreichen, ist ärztliche Abklärung erforderlich.

Arzneimittel bei besonderen Indikationen
(siehe auch Vergiftungen)

- **Dulcamara:** Bei Bauchschmerzen infolge von Durchnässung und Kälte.
- **Colocynthis:** Bauchschmerzen infolge von Kälte, Nässe, Demütigung oder Ärger.
- **Staphisagria:** Bauchschmerzen infolge von Demütigung, Bedrohung und unterdrücktem Ärger.
- **Calcium phosphoricum:** Bauchschmerzen wegen Schulangst, vor oder in der Schule.
- **Pulsatilla:** Bauchschmerzen infolge von Überessen an Süßem und Fettem.
- **Lycopodium** oder **Carbo vegetabilis:** Bauchschmerzen durch Blähungen mit aufgetriebenem Bauch.
- **Arsen:** Bauchschmerzen nach dem Verzehr verdorbener Nahrungsmittel, insbesondere Fleisch und Wurst (Krankenhaus aufsuchen!).
- **Nux vomica:** Bauchschmerzen infolge von Überessen oder Reizstoffen (versehentlicher Konsum von Kaffee, Alkohol, Zigaretten).

(Näheres zu den genannten Arzneimitteln finden Sie in der Arzneimittellehre ab S. 220 und in der folgenden Tabelle.)

Gelegentlich verbirgt sich hinter Bauchschmerzen eine Blinddarmentzündung oder -reizung. Genaugenommen entzündet sich dabei nicht der gesamte Blinddarm, sondern nur dessen Wurmfortsatz (Appendix), der sehr stark mit lymphatischem Abwehrgewebe duchsetzt ist. Eine akute Blinddarmentzündung muß immer operiert werden; wenn sie jedoch von ärztlicher Seite ausgeschlossen wurde und sicher ist, daß es sich nur um eine Blinddarmreizung handelt, können Sie dem Kind durch ein homöopathisches Arzneimittel Linderung verschaffen.

Bauchschmerzen

Arzneimittel	**Bryonia**
Charakteristika	Schmerzen nehmen bei der geringsten Bewegung zu, stechende oder brennende Schmerzen, das Kind will nur ruhig daliegen
Gemütslage	reizbar, abweisend
Verschlechterung	geringste Bewegung
Besserung	Ruhe, fester Druck
Bemerkung	wichtigstes Mittel bei Blinddarmreizung

Arzneimittel	**Belladonna**
Charakteristika	pochende, klopfende, schneidende Schmerzen
Gemütslage	ängstlich, ruhelos, wild, unausstehlich
Verschlechterung	Licht, Geräusche, Berührung, Erschütterung
Besserung	Ruhe
Bemerkung	wichtiges Mittel bei Blinddarmreizung

Arzneimittel	**Colocynthis**
Charakteristika	plötzliche, heftige, schneidende, kolikartige Bauchschmerzen, Kind krümmt sich zusammen, Bauchschmerzen mit Durchfall und Erbrechen, Bauchschmerzen nach Unterkühlung, Ärger oder Demütigung
Gemütslage	Krankheiten infolge von Wut, Ärger und Beleidigung
Verschlechterung	Essen, Kälte
Besserung	Vornüberbeugen, harter Druck, Wärme
Bemerkung	—

Arzneimittel	**Nux vomica**
Charakteristika	Bauchschmerzen nach Fastfood oder Überessen, häufig mit Übelkeit und Würgen; der ganze Bauch ist sehr empfindlich; Bauchschmerzen durch Blähungen bei Säuglingen, wenn die Mutter etwas Falsches gegessen hat
Gemütslage	beschwert sich über die Bauchschmerzen, schreit, reizbar, nervös, sehr schmerzempfindlich
Verschlechterung	Essen
Besserung	warme Getränke, nach Stuhlgang
Bemerkung	nervöse Reizbarkeit und Unleidlichkeit sind sehr deutlich

Arzneimittel	**Pulsatilla**
Charakteristika	Bauchschmerzen infolge von zuviel Fettem und Süßem oder Eis, Übelkeit, wandernde Schmerzen, starke Schmerzen mit lautem Rumoren im Bauch, Durstlosigkeit

Gemütslage	weinerlich, launisch, veränderlich, jämmerlich
Verschlechterung	Essen, abends
Besserung	Trost und Anteilnahme, frische Luft, Ausweinen
Bemerkung	Wechselhaftigkeit und Empfindlichkeit sind hervorstechend

Arzneimittel	**Chamomilla**
Charakteristika	Blähungskoliken, besonders nachts, anfallsartige, schneidende Schmerzen, große Schmerzempfindlichkeit nach Wut, Kälte oder während des Zahnens, rote Wangen oder eine Wange rot, die andere blaß, Durst
Gemütslage	große Reizbarkeit, Wut und Empfindlichkeit, nicht zufriedenzustellen, will nicht angesprochen oder angesehen werden
Verschlechterung	gutes Zureden hat gegenteiligen Effekt, nachts, während der Zahnung
Besserung	Herumtragen – fängt sofort an zu brüllen, wenn Ruhe eintritt
Bemerkung	wichtiges Mittel bei Beschwerden während der Zahnung

Arzneimittel	**Lycopodium**
Charakteristika	Bauchschmerzen durch Blähungen, sichtbar aufgetriebener Bauch, schwache Verdauung, Verlangen nach warmen Getränken
Gemütslage	Bauchschmerzen nach Kränkung

Verschlechterung	enge Kleidung, Druck am Bauch, zwischen 16 und 20 Uhr, Gemüse, besonders Bohnen, Zwiebeln, Kohl und Süßes
Besserung	warme Getränke
Bemerkung	—

Erbrechen und Durchfall

Durch Erbrechen oder Durchfall versucht sich der Körper zu entlasten oder giftige Substanzen auszuscheiden. Handelt es sich dabei um eine sinnvolle, einmalige Reaktion (wie Erbrechen nach Überessen, zu vielen Süßigkeiten oder ähnlichem) und fühlt sich das Kind anschließend wieder gut, ist eine Behandlung überflüssig, weil der Organismus das Problem ohne äußere Hilfe lösen konnte. Danach sollte das Kind für einige Stunden nur Tee und allenfalls Zwieback zu sich nehmen.

Der Stuhl von voll gestillten Kindern ist meist sehr dünn bis flüssig. Dabei handelt es sich nicht um Durchfall, sondern um die normale Konsistenz des Milchstuhls.

Treten Erbrechen oder Durchfall häufiger oder gar in dramatischem Ausmaß auf, besteht die Gefahr, daß der Körper zuviel Wasser und Salze verliert. Bei Säuglingen kann der **Flüssigkeitsverlust** schnell bedrohlich werden, vor allem wenn sie Brust oder Flasche verweigern oder durch Schwitzen im Sommer zusätzlich Wasser verlieren. Diese Kinder sind dann auffällig ruhig und schläfrig, Zunge und Schleimhäute sind trocken, sie lassen kaum noch Urin (der Körper versucht Flüssigkeit einzusparen) und haben tiefliegende Augen; Hautfalten, die aufgestellt werden, als ob man das Kind zwicken wollte, bleiben stehen. Es handelt sich dabei um einen lebensbedrohlichen Zustand, der *sofort* im Krankenhaus mit Flüssigkeitszufuhr über eine Infusion behandelt werden muß.

Chronische oder häufig auftretende Durchfälle oder eine starke Neigung zu Erbrechen sollten immer von erfahrenen Homöopathinnen oder Homöopathen behandelt werden. In weniger drastischen Fällen können Sie Ihrem Kind mit einem der folgenden Arzneimitteln helfen (siehe auch Bauchschmerzen, Überessen, Vergiftungen, Sonnenstich).

Erbrechen und Durchfall

Arzneimittel	**Nux vomica**
Charakteristika	Schreckliche Übelkeit, Würgen, Erbrechen mit oder ohne Durchfall; nach Überessen, Folgen von minderwertigem Essen aus dem Schnellimbiß, nach versehentlichem Trinken von Alkohol, Kaffee oder anderen Reizstoffen; fröstelig
Gemütslage	reizbar, ungeduldig, schmerzempfindlich, genervt
Verschlechterung	Kälte, Druck
Besserung	Wärme; nach Stuhlgang
Bemerkung	wichtiges Mittel bei extremer Übelkeit, die durch Erbrechen deutlich gebessert wird

Arzneimittel	**Cocculus**
Charakteristika	extreme Übelkeit bis zum Erbrechen beim Fahren im Auto, Zug, Flugzeug oder Schiff (Reisekrankheit)
Gemütslage	erschöpft, müde
Verschlechterung	durch die geringste Bewegung
Besserung	Ruhe
Bemerkung	Mittel der Wahl bei Reiseübelkeit

Arzneimittel	**Gelsemium**
Charakteristika	Schwäche, Frösteln, Fieber, Durchfall in den warmen Sommermonaten, Durchfall nach Überhitzung, häufig mit Kopfschmerzen und Schwindel, Durchfall infolge von Aufregung, Schreck und Furcht, Erkrankungen durch Lampenfieber
Gemütslage	zaghaft, ängstlich
Verschlechterung	Furcht, Schreck, Hitze, feuchtwarmes Wetter
Besserung	nach dem Wasserlassen
Bemerkung	wichtiges Mittel bei Sommerdiarrhö

Arzneimittel	**Pulsatilla**
Charakteristika	Hunger, aber weiß nicht, wonach, Übelkeit, Durstlosigkeit, erbricht Nahrung, die schon vor längerer Zeit gegessen worden ist, Stuhl sehr veränderlich, kein Stuhl gleicht dem anderen, Durchfall oder Erbrechen nach Eis, Süßem, Fettem, Schreck, Angst oder Durchnässung

Gemütslage	veränderlich, launisch, weinerlich gefühlvoll
Verschlechterung	Wärme, abends
Besserung	Trost, frische Luft, ausweinen
Bemerkung	—

Arzneimittel	**Chamomilla**
Charakteristika	grünlicher, schleimiger Durchfall. Durchfall während der Zahnung. nach Zorn, Durst
Gemütslage	reizbar und wütend, durch nichts zufriedenzustellen
Verschlechterung	nachts, während des Zahnens, ruhiges Zureden macht noch wütender
Besserung	herumtragen – fängt sofort an zu brüllen, wenn Ruhe eintritt
Bemerkung	eines der wichtigsten Mittel bei Beschwerden während der Zahnung

Arzneimittel	**Phosphor**
Charakteristika	großer Durst auf kaltes Wasser, das nach kurzer Zeit wieder erbrochen wird, brennende Bauchschmerzen, Übelkeit beim Eintauchen der Hände in warmes Wasser, wäßriger Durchfall
Gemütslage	sehr abhängig von der Umgebung, ängstlich, aufgedreht
Verschlechterung	Alleinsein, Liegen auf der linken Seite
Besserung	Schlaf
Bemerkung	—

Arzneimittel	**Sulfur**
Charakteristika	scharfer Durchfall, der Haut und Schleimhaut rötet, großes Verlangen nach Süßem, das aber kolikartige Bauchschmerzen hervorruft; Kind muß sich krümmen; Durchfall in den frühen Morgenstunden, Kind wacht vom Stuhldrang auf; großer Durst
Gemütslage	wechselhaft
Verschlechterung	Hitze; um 11 Uhr, durch Süßes
Besserung	frische Luft, Bewegung
Bemerkung	—
Arzneimittel	**Veratrum album**
Charakteristika	starkes Erbrechen und Durchfälle, große Erschöpfung und Kreislaufschwäche, brennender Durst nach eiskaltem Wasser, das sofort erbrochen wird; Durchfall nach Trinken von kaltem Wasser an heißen Tagen
Gemütslage	erschöpft
Verschlechterung	kalte Getränke
Besserung	Wärme
Bemerkung	Ernsthafter Zustand! Suchen Sie sofort ein Krankenhaus auf!
Arzneimittel	**Arsen**
Charakteristika	Erbrechen und Durchfall mit großer Schwäche und Frieren, stinkende, wundmachende Ausscheidungen, brennende Schmerzen, ausgesprochenes Verlangen nach Wärme, Abneigung gegen Alleinsein; Folge

94

	von verdorbenen Nahrungsmitteln Fleischvergiftung
Gemütslage	sehr ruhelos und ängstlich, das Kind will herumgetragen werden
Verschlechterung	Kälte, um Mitternacht
Besserung	Wärme, warme Anwendungen, Gesellschaft
Bemerkung	Ernsthafter Zustand! Suchen Sie ein Krankenhaus auf!

Verstopfung

Unter Verstopfung kann man sowohl schwergehenden, harten als auch seltenen Stuhlgang verstehen. Von großer Bedeutung ist bei allen Verdauungsproblemen die Ernährung. Wir empfehlen, den Zucker drastisch zu reduzieren und allmählich auf Vollkornprodukte, möglichst aus biologischem Anbau, umzustellen. Das Kind sollte viel trinken, am besten Wasser oder Kräutertee (keine Kamille).

Wenn Verstopfung einmalig oder als einziges krankhaftes Symptom auftritt, d.h. ohne Übelkeit, Bauchschmerzen oder andere Beschwerden, empfehlen wir als bestes und wirksamstes Mittel einen Einlauf mit körperwarmem Wasser (siehe Anhang).

Die homöopathische Behandlung von Kindern mit chronischer Verstopfung oder Darmträgheit sollten Sie Ihrer Homöopathin bzw. Homöopathen überlassen, da sie eine konstitutionelle Anamnese erfordert.

Wurmbefall

Wenn Sie Würmer im Stuhl Ihres Kindes entdecken, sollten Sie von ärztlicher Seite abklären lassen, um welche Art von Würmern es sich handelt.

Am häufigsten kommen bei Kindern die kleinen, weißen Madenwürmer vor, die jedoch ungefährlich sind. Sie sind mit bloßem Auge im Stuhl zu erkennen und äußern sich durch gelegentliche Juckanfälle in der Nase und am After. Letzteres kann zur wiederholten Infektion über Finger und Mund führen, da die Würmer ihre Eier am Anus ablegen. Es ist deshalb ratsam, die Fingernägel immer kurz zu halten.

Zur Behandlung sollte das Kind eine mehrtägige Diät halten, am besten machen Sie dabei auch mit, denn häufig sind mehrere Familienmitglieder betroffen. Nehmen Sie einige Tage lang nur Karotten, rote Beete (als Suppe oder Salat) und, wenn er vertragen wird, auch Sauerkrautsaft und Knoblauch zu sich. Zusätzlich können Sie dreimal täglich einen Löffel Heilerde (zum Beispiel Luvos Heilerde) in Wasser aufgelöst trinken. Nehmen Sie reichlich Flüssigkeit in Form von gemischten Kräutertees und Gemüsesäften zu sich.

Durch diese Diät wird die Darmtätigkeit angeregt und das Milieu im Darm geändert, so daß die Würmer ausgeschieden werden können. Es ist ratsam, die Diät noch einmal zu wiederholen, auch wenn keine Würmer mehr im Stuhl zu erkennen sind.

Sollte Ihr Kind wiederholt an Wurmbefall leiden oder infolge der Würmer an Gewicht verlieren, suchen Sie homöopathische Hilfe auf.

Gelenk- und Gliederschmerzen

Treten Gelenkschmerzen eine oder mehrere Wochen nach einer Halsentzündung mit eitrigen Mandeln auf, sollten Sie Ihr Kind ärztlich untersuchen lassen.

Bei Gliederschmerzen im Rahmen eines fieberhaften Infektes siehe Fieber, bei Verstauchungen und Verrenkungen siehe Unfälle.

Muskelkater

Wenn nach einer Überanstrengung die Glieder wehtun, das Kind sich wie zerschlagen fühlt und jede Berührung vermeidet, ist **Arnica** (etwa in der Potenz D12) angezeigt. Ein heißes Bad am Abend kann unterstützend wirken.

Wachstumsschmerzen

In Zeiten starken Längenwachstums klagen Kinder manchmal über Knochenschmerzen, besonders in den Beinen. Häufig kommen die Schmerzen anfallsweise in der Nacht: Die Kinder erwachen weinend und fassen sich an die betroffenen Gliedmaßen. In diesen Fällen kann **Calcium phosphoricum** (D6 oder D12) erstaunlich schnelle und langanhaltende Linderung bringen.

Kopfschmerzen

Kopfschmerzen können bei Kindern allein oder im Rahmen von fieberhaften Erkrankungen auftreten. Am besten überlegen Sie zuerst, *wodurch* die Beschwerden ausgelöst wurden, und notieren sich dann die Begleitsymptome. Wenn keine direkte Ursache ersichtlich ist, zum Beispiel bei Kopfschmerzen bei einem fieberhaften Infekt, ist es wichtig, das Kind genau zu beobachten. Die Bedingungen, unter denen es sich besser oder schlechter fühlt, sind für die Wahl des Arzneimittels entscheidend.

Wenn ein Kind hohes Fieber und starke Kopfschmerzen hat, dabei schläfrig, extrem berührungsempfindlich oder nackensteif ist, muß zum Ausschluß einer Gehirnhautentzündung ärztliche Hilfe gerufen werden. Nackensteifigkeit liegt *nicht* vor, wenn das Kind bei gestreckten Beinen den Kopf so weit beugen kann, daß das Kinn die Brust berührt oder wenn es seine Knie küssen kann.

Wenn Kopfschmerzen bei Ihrem Kind ein häufiges und immer wiederkehrendes Problem sind, muß zunächst eine schulmedizinische Abklärung erfolgen. Wenn keine organische Krankheit vorliegt, kann konstitutionell durch einen erfahrenen Homöopathen behandelt werden.

Kopfschmerzen

Arzneimittel	**Aconitum**
Charakteristika	ausgelöst durch kalten Wind oder Schreck, große Hitze im Kopf, ber-

	stender Kopfschmerz, Kind schlägt sich gegen den Kopf
Gemütslage	ängstlich, unruhig
Verschlechterung	nachts, bei Lärm, durch Licht
Besserung	Ruhe, frische Luft, durch Schwitzen
Arzneimittel	**Apis**
Charakteristika	ausgelöst durch Fieber, eventuell Hirnhautreizung; Gesicht gedunsen mit Schwellung der Augenlider, Tränenfluß, berührungsempfindliches Haar, manchmal schrilles Schreien.
Gemütslage	große Unruhe, kann nicht still liegen, kann nicht alleine sein
Verschlechterung	durch Hitze, heiße Getränke, flaches Liegen
Besserung	durch kalte Anwendungen, Bewegung, aufrechtes Sitzen
Arzneimittel	**Arnica**
Charakteristika	ausgelöst durch Überanstrengung, Sturz oder Schlag auf den Kopf, Kopfschmerzen, verbunden mit Übelkeit, Erbrechen und Durchfall; Kopf heiß und Körper kalt.
Gemütslage	Das Kind fühlt sich matt und zerschlagen, ist trotzdem ruhelos.
Verschlechterung	durch Berührung, schon Annäherung wird vermieden; Erschütterung, Schlafen
Besserung	ruhiges Liegen mit tief gelagertem Kopf

Arzneimittel	**Belladonna**
Charakteristika	ausgelöst durch zu viel Sonne, Überhitzung, Haareschneiden, nasse Haare; pochende, hämmernde Kopfschmerzen, oft verbunden mit hohem Fieber; knallrot glühender Kopf bei kalten Füßen; weite Pupillen
Gemütslage	unruhig, ängstliche Fieberphantasien
Verschlechterung	nachmittags, durch Berührung, Erschütterung, Lärm, Licht
Besserung	Beugen des Kopfes nach hinten, halb aufrechtes Sitzen
Arzneimittel	**Calcium carbonicum**
Charakteristika	ausgelöst durch geistige oder körperliche Überanstrengung; Schulkopfschmerz bei phlegmatischen Kindern mit Kopfschweißneigung
Gemütslage	ängstliches, eher stilles Kind, langsam im Lernen
Verschlechterung	Angst, körperliche oder geistige Anstrengung, feuchtes kaltes Wetter, Vollmond
Besserung	im Liegen, durch Ausruhen
Arzneimittel	**China**
Charakteristika	ausgelöst durch Flüssigkeitsverlust, Schweiße, pulsierender Schmerz, Haare und Kopfhaut empfindlich
Gemütslage	schwieriges, ungehorsames Kind
Verschlechterung	regelmäßig jeden Tag um die gleiche Zeit oder jeden zweiten Tag, Kälte, Zugluft

Besserung	kräftiger Druck, Wärme

Arzneimittel	**Eupatorium perfoliatum**
Charakteristika	meist im Rahmen eines fieberhaften Infektes; Kopfschmerz wie durch einen Helm; das Kind hebt den Kopf mit beiden Händen an; Übelkeit beim Anblick von Essen; Verlangen nach Eis und kalten Getränken, die aber nicht vertragen werden; nach dem Trinken Schüttelfrost, Würgen und Galleerbrechen
Gemütslage	stöhnt vor Schmerzen
Verschlechterung	morgens, Bewegung, Geruch oder Anblick von Essen
Besserung	Liegen auf dem Gesicht, Galleerbrechen, Ablenkung

Arzneimittel	**Gelsemium**
Charakteristika	ausgelöst durch Erwartungsspannung, Prüfungen, freudige Ereignisse oder schlechte Nachrichten; Kopfschmerz mit Schwindel und großer Schwäche; vom Nacken bis über die Augen reichend, heißer Kopf
Gemütslage	müde, apathisch oder verwirrt
Verschlechterung	feuchtes heißes Wetter, Gewitter
Besserung	durch halb aufrechtes Sitzen, reichliches Wasserlassen, Schwitzen, am Nachmittag

Arzneimittel	**Glonoinum**
Charakteristika	ausgelöst durch Sonne, Hitze, Haare-

	schneiden; starke pulsierende oder berstende Kopfschmerzen, Kind kann nicht auf dem Kissen liegen
Gemütslage	weint, wenn der Schmerz nachläßt, Verwirrtheit
Verschlechterung	Hitze, Erschütterung
Besserung	frische Luft, Anheben des Kopfes, kalte Anwendungen

Arzneimittel	**Nux vomica**
Charakteristika	ausgelöst durch Überreizung, Schlafmangel, zuviel anregende Getränke; Kind will den Kopf warm einhüllen, extrem zugempfindlich
Gemütslage	sehr reizbar, ungeduldig
Verschlechterung	Kälte, der leiseste Luftzug ist unangenehm; durch jede Form von Sinnesreizen
Besserung	durch Erbrechen, Ruhe

Arzneimittel	**Pulsatilla**
Charakteristika	ausgelöst durch Flüssigkeitsverlust, zu wenig Trinken, zuviel Speiseeis, Haarewaschen, Überanstrengung; schwerer Kopf; Schulkopfschmerz in der Pubertät; Verlangen nach frischer Luft
Gemütslage	weinerlich, möchte Gesellschaft; wechselhaft
Verschlimmerung	Wärme, schwarzer Tee, im Liegen, am Abend
Besserung	frische Luft, Massieren, Bewegung, Weinen, Trost

Ohrenschmerzen

Ohrenschmerzen sind bei Kindern meist durch eine Mittelohrentzündung bedingt. Das Mittelohr ist durch die Ohrtrompete
(Eustachische Röhre) mit dem Nasenrachenraum verbunden
und zum äußeren Gehörgang hin durch das Trommelfell verschlossen. Bei Schnupfen oder eitrigen Infekten des oberen
Rachenraumes schwillt die Ohrtrompete leicht zu. Dann ist
das Mittelohr nicht mehr belüftet, und es kann zu Flüssig-
keitsansammlung, Vereiterung und Überdruck kommen. Das
ältere Kind klagt über Ohrenschmerzen, kleinere Kinder fassen sich ans Ohr oder schreien bei Berührung des Ohres oder
des Warzenfortsatzes (hinter dem Ohr). Bei der Untersuchung mit dem Ohrenspiegel ist eine Rötung und eventuell
eine Vorwölbung des Trommelfells zu erkennen. Wenn der
Druck zu hoch wird, kann das Trommelfell platzen, so daß
Eiter oder etwas blutige Flüssigkeit nach außen abfließt. Die
Beschwerden lassen dann schlagartig nach. Das Trommelfell
heilt später von allein wieder zu.

> Ein geplatztes Trommelfell ist kein Grund zur Panik und
> sollte nicht automatisch eine Antibiotika-Behandlung
> nach sich ziehen.

Die meisten allopathisch orientierten Kinder- oder Hals-Na-
sen-Ohren-Ärzte behandeln jede Mittelohrentzündung mit
Antibiotika. Leider werden dadurch auch die Abwehrkräfte
des Kindes geschwächt und die Infekte immer häufiger. Bei
ständig wiederkehrenden Entzündungen werden manchmal
sogenannte Paukenröhrchen eingesetzt. Sie sollen das
Trommelfell offenhalten, damit Sekret und Eiter aus dem
Mittelohr abfließen können.

Aus homöopathischer Sicht ist eine Konstitutionsbehandlung wesentlich effektiver für die gesamte Abwehr. Ob Sie im akuten Fall selbst behandeln können, besprechen Sie am besten mit Ihrem Homöopathen.

Suchen Sie unbedingt einen Arzt auf,
- **wenn die Beschwerden sehr heftig sind,**
- **wenn eine Schwellung hinter dem Ohr auftritt (als Zeichen einer Warzenfortsatz-Entzündung),**
- **wenn ein Fremdkörper im Ohr stecken könnte,**
- **wenn Sie unsicher in der Beurteilung der Beschwerden sind oder**
- **wenn Ihre Behandlung nicht innerhalb von 24 Stunden zu einer deutlichen Besserung führt.**

Naturheilkundliche Anwendungen bei Ohrenschmerzen

Mit einem Zwiebelsäckchen (gehackte Zwiebel in ein Taschentuch einwickeln), das Sie mit einem Schal um den Kopf aufs Ohr binden, können Sie die Schmerzen lindern und die Entzündung beruhigen. Bei kleineren Kindern, die für diesen Wickel zu unruhig sind, hilft es auch, etwas rohen Zwiebelsaft ins Ohr zu tropfen.

Akute Mittelohrentzündung

Arzneimittel	**Aconitum**
Charakteristika	Ohrenschmerzen nach kaltem Wind oder seelischem Schock, plötzlich beginnend, sehr heftige Schmerzen; Beginn nachts mit hohem Fieber
Gemütslage	große Unruhe und Angst
Verschlechterung	nachts, Druck oder Berührung; Lärm und Musik sind unerträglich
Besserung	frische Luft, durch Schwitzen

Arzneimittel	**Belladonna**
Charakteristika	häufig durch Verkühlen oder Haarewaschen ausgelöst, plötzlicher Beginn mit hohem Fieber (39 bis 40 Grad Celsius), meist nachmittags, Gesicht und Ohr kräftig gerötet, kalte Füße, pulsierende, schubweise Schmerzen
Gemütslage	ängstliche Fieberphantasien, das Kind möchte in Ruhe gelassen werden
Verschlechterung	flaches Liegen, Berührung, Erschütterung, Licht, Lärm
Besserung	Ruhe, Liegen mit erhöhtem Kopf
Arzneimittel	**Chamomilla**
Charakteristika	die Schmerzen sind für das Kind und seine Umgebung fast unerträglich; manchmal ist eine Wange rot und die andere blaß
Gemütslage	sehr gereizt, unzufrieden, muß ständig umhergetragen werden
Verschlechterung	nachts, kalte Luft
Besserung	Wärme, durch Herumtragen, Fahren im Auto
Arzneimittel	**Ferrum phosphoricum**
Charakteristika	zu Beginn einer akuten Entzündung, wenn die Symptome nicht so heftig sind und das Fieber nur mäßig hoch (etwa 38,5 Grad Celsius)
Gemütslage	sehr geschwächt, verhält sich ruhig
Verschlechterung	nachts, kalte Luft
Besserung	im Liegen

Arzneimittel	**Hepar sulfuris**
Charakteristika	angezeigt, wenn schon Eiterbildung eingesetzt hat; stechende Schmerzen wie durch Splitter; eitrig stinkendes Sekret aus Nase und Ohren (bei Paukenröhrchen oder wenn das Trommelfell geplatzt ist)
Gemütslage	reizbar
Verschlechterung	extrem kälteempfindlich beim leisesten Luftzug, Berührung, Liegen auf der kranken Seite
Besserung	feuchte Wärme, Einhüllen des Kopfes

Arzneimittel	**Pulsatilla**
Charakteristika	eitriges, nicht wundmachendes Sekret aus der Nase, Durstlosigkeit oder Abneigung gegen Getränke trotz hohem Fieber, Verlangen nach frischer Luft trotz Frösteln
Gemütslage	weinerlich und anhänglich, braucht viel Zuwendung
Verschlechterung	im warmen, stickigen Raum, durch Sonne
Besserung	frische Luft, Aufrichten, Weinen,Trost

Augenerkrankungen

Sehfehler wie *Schielen, Weitsichtigkeit* und *Kurzsichtigkeit* können oftmals durch eine konstitutionelle Behandlung gebessert, manchmal sogar behoben werden. Insbesondere beim Schielen sollte man die Operation so lange wie möglich aufschieben. Die konservative Behandlung beim Augenarzt ist aber für die Erhaltung des Sehvermögens von großer Wichtigkeit.

Bindehautentzündung

Die Bindehaut ist die durchsichtige Haut über dem weißen Teil des Auges und der Innenseite des Lides. Eine Entzündung kann durch Krankheitserreger (meist Bakterien) oder allergisch bedingt sein. Das entzündete Auge ist gerötet, manchmal kommt es zu einer glasigen Schwellung der Bindehaut. Dabei besteht vermehrter Tränenfluß oder eitrige Absonderung. Oft besteht ein Fremdkörpergefühl, und das Auge juckt, brennt oder schmerzt. Manche Kinder sind ausgesprochen lichtscheu. Das Sehen ist nicht beeinträchtigt.

Arzneimittel	**Allium cepa**
Charakteristika	Brennen der Augen mit reichlich mildem Tränenfluß, das Nasensekret ist wundmachend
Verschlechterung	im Frühling, in warmen Räumen
Besserung	an frischer Luft

Arzneimittel	**Argentum nitricum**
Charakteristikum	wundmachendes eitriges Sekret
Verschlechterung	in warmen Räumen
Besserung	kalte Anwendungen

Arzneimittel	**Arsenicum album**
Charakteristika	wundmachender Tränenfluß, geschwollene Lider, lichtscheu
Verschlechterung	Kälte
Besserung	Wärme

Arzneimittel	**Calcium carbonicum**
Charakteristika	Tränenfluß an der frischen Luft, immer wiederkehrende eitrige Absonderungen, Neigung zu Kopfschweiß und Erkältungen
Verschlechterung	kaltes, feuchtes Wetter
Besserung	Wärme

Arzneimittel	**Euphrasia**
Charakteristika	(kann auch in Form von Augentropfen verabreicht werden); beißender, wundmachender Ausfluß, wäßrig oder dickflüssig; mildes Nasensekret, rote Augen
Verschlechterung	Wind, warme Räume, helles Licht
Besserung	—

Arzneimittel	**Pulsatilla**
Charakteristikum	gelbes, nicht wundmachendes Sekret
Verschlechterung	Wärme, Wind
Besserung	frische Luft, kalte Anwendungen

Gerstenkorn

Beim Gerstenkorn handelt es sich um eine Entzündung der Talgdrüsen an den Wimpern. Zunächst entstehen eine Rötung, Schwellung und ein Fremdkörpergefühl, dann reift das Gerstenkorn heran, und zum Schluß entleert sich etwas Eiter. Zu Beginn der Entzündung ist **Pulsatilla** D6 angezeigt, zur Förderung der Reifung und Eiterentleerung **Silicea** D6 oder D12.

Bei immer wieder auftretenden Gerstenkörnern sollte eine konstitutionelle Behandlung erfolgen.

Zahnschmerzen

Zahnschmerzen sind meistens durch Karies oder eine Entzündung im Zahn oder am Zahnfleisch bedingt. In jedem Fall muß zuerst ein Zahnarzt aufgesucht werden.

Nach einer *Zahnoperation* gibt man zur Verhinderung von Nachblutungen und starken Schwellungen eine Dosis **Arnica** C30. Bei starken Schmerzen nach einer Zahnbehandlung hilft **Hypericum** C30.

Einige Kinder haben konstitutionell eine so schlechte Zahnsubstanz, daß schon die Milchzähne faulen, kaum daß sie herausgewachsen sind. Diese Kinder sollten von einem erfahrenen Homöopathen konstitutionell behandelt werden. Ein gut gewähltes Konstitutionsmittel hilft oft besser als häufiges Zähneputzen und völliger Verzicht auf Süßigkeiten.

Zahnfleischentzündung und *Zahnfleischschwund* sind in der Regel chronische Krankheiten und müssen ebenfalls konstitutionell behandelt werden. Kleinere Entzündungen am Zahnfleisch können mit verdünnter **Calendula**- oder **Myrrhe**-Tinktur betupft werden.

(Zur Fluor-Prophylaxe siehe im Kapitel Neugeborene und Säuglinge ab Seite 201.)

Beschwerden an Harn- und Geschlechtsorganen

Blasenentzündung

Blasenentzündungen kommen bei Mädchen wesentlich häufiger vor als bei Jungen. Das liegt daran, daß die Harnröhre bei Mädchen kürzer ist und so beim Waschen und Abputzen leichter Keime in die Harnröhre gelangen. Achten Sie darauf, den Po von vorne nach hinten abzuputzen, damit keine Darmkeime in die Harnröhre gelangen. Wichtig zur Vorbeugung ist auch, daß Mädchen nach dem Baden den nassen Badeanzug ausziehen. Im ausgekühlten Körper können sich Keime nämlich schneller einnisten.

Bei einer Blasenentzündung klagt das Kind über häufigen Harndrang, Brennen beim Wasserlassen und manchmal über krampfartige Schmerzen im Unterleib. Manchmal nässen Kinder, die schon trocken waren, wieder ein.

Wenn es sich um ein *einmaliges Ereignis* handelt, können Sie einen Versuch machen, selbst homöopathisch zu behandeln. In *chronischen Fällen* muß zuerst schulmedizinisch abgeklärt werden, ob eine Mißbildung vorliegt, die operiert werden muß. Wenn diesbezüglich alles in Ordnung ist, kann eine konstitutionelle homöopathische Behandlung erfolgen.

> Wenn bei einem Harnwegsinfekt Fieber auftritt, kann das auf eine Beteiligung der Nieren hindeuten. Sie sollten dann ärztliche Hilfe aufsuchen und die Behandlung durch Ihren Homöopathen durchführen lassen.

Naturheilkundliche Anwendungen bei Blasenentzündung
- Ganz wichtig ist reichliches Trinken, am besten von Kräutertees. Die Flüssigkeit zum Spülen der Blase ist dabei vorrangig gegenüber der Wirkung der Kräuter im Tee.
- Bei starken Schmerzen hilft eine Wärmflasche auf dem Bauch.
- Ansteigende Fußbäder (siehe Seite 273) stärken die Abwehrkräfte.

Blasenentzündung

Arzneimittel	**Cantharis**
Charakteristika	heftiger brennender oder schneidender Schmerz mit unerträglichem Harndrang, nur wenige Tropfen Urinausscheidung, Schmerzen vor und während dem Wasserlassen
Gemütslage	große Unruhe und Aufregung
Verschlechterung	vor und beim Wasserlassen, kalte Getränke, Rauschen von Wasser
Besserung	Wärme

Arzneimittel	**Dulcamara**
Charakteristika	Harnwegsinfekt infolge von Durchnässung und Kälte (zum Beispiel zu langes Baden im Sommer), Durchkühlen nach dem Schwitzen
Gemütslage	—
Verschlechterung	Kälte, Feuchtigkeit, kalte Füße, plötzliche Temperaturveränderungen, Ruhe
Besserung	Wärme, trockenes Wetter, Bewegung
Arzneimittel	**Lycopodium**
Charakteristika	häufiger Harndrang, nachts unwillkürlich reichlicher Urinabgang, blutiger Urin, der Urin fühlt sich brennend heiß an, Schreien vor dem Wasserlassen
Gemütslage	ausgesprochen schmerzempfindlich, Beschwerden durch Kränkung oder Beleidigung
Verschlechterung	Druck von Kleidung unerträglich, Wärme
Besserung	nach dem Wasserlassen, warme Getränke
Arzneimittel	**Nux vomica**
Charakteristika	typisches Mittel nach Überreizung der Nerven, heftigste krampfartige Schmerzen
Gemütslage	reizbar, zornig, ungeduldig, äußerst schmerz- und lärmempfindlich
Verschlechterung	alle äußeren Reize, Kälte, der leiseste Luftzug beim Anheben der Decke ist unerträglich

Besserung	Ruhe, kurzer Schlaf, Wärme

Arzneimittel	**Pulsatilla**
Charakteristika	Blasenentzündung durch kalte nasse Füße, Kind kann den Urin nicht halten, Harndrang in Rückenlage, mag nicht trinken
Gemütslage	weinerlich, lieb, braucht Gesellschaft und Zuspruch
Verschlechterung	Wärme, abends in Ruhe, im Liegen, in ungelüfteten Räumen
Besserung	frische Luft, sanfte Bewegung, Weinen

Arzneimittel	**Sarsaparilla**
Charakteristika	Schmerzen zum Ende des Wasserlassens, Sand in der Windel
Gemütslage	ängstlich vor Schmerzen, eher schweigsam
Verschlechterung	beim Treppensteigen, Kälte
Besserung	Wasserlassen im Stehen

Arzneimittel	**Sepia**
Charakteristika	unwillkürliches Einnässen im ersten Schlaf; Urinabgang beim Lachen, Niesen etc., Kind drückt mit der Hand von unten gegen die Blase, äußerst verfroren, selbst in warmen Räumen
Gemütslage	reizbar, möchte Gesellschaft, dann wieder alleingelassen werden
Verschlechterung	Kälte
Besserung	Wärme, durch Kreuzen der Beine

Einnässen

Bettnässen oder Einnässen am Tage kann seelisch oder organisch bedingt sein. Nicht selten liegt ein komplexes Problem vor. Die Eltern sollten sich in jedem Fall therapeutische Hilfe bei einem erfahrenen Homöopathen suchen.

Scheidenentzündung und Ausfluß

Ausfluß ist aus homöopathischer Sicht eine Ausscheidung, die auf eine tieferliegende Störung hindeutet und deshalb nicht durch äußere Maßnahmen unterdrückt werden sollte. Wenn das Mädchen sonst gesund ist, können Sie unter konstitutionellen Gesichtspunkten einen Behandlungsversuch mit einem der folgenden Mittel machen (am besten in der D12-Potenz, einmal täglich 1 Kügelchen):

Pulsatilla: Der Ausfluß ist mild, dickflüssig, weiß oder gelblich. Das Mädchen ist lieb, anhänglich und weint leicht. Es verträgt keine Hitze und hat wenig Durst.

Sepia: Das Mädchen klagt über Wundsein an der Scheide, der Ausfluß ist gelb und brennend.

Calcium carbonicum: Reichlicher milchiger Ausfluß, der bei Kälte noch zunimmt. Das Mädchen ist eher ängstlicher Natur, insgesamt langsam in der Entwicklung und neigt zum Schwitzen.

Die konstitutionellen Merkmale dieser Mittel finden Sie in der Arzneimittellehre im Anhang.

Masturbation

Onanieren ist für Kinder eine natürliche Form, die eigene Geschlechtlichkeit kennenzulernen. Meist beginnen sie im Alter von 3 bis 4 Jahren damit und verlieren dann bis zur Pubertät wieder das Interesse daran. Auch in der Pubertät ist die Selbstbefriedigung eine ganz normale Form, mit der erwachenden Sexualität umzugehen. Für die Eltern bedeutet dies eine Herausforderung, sich mit ihrer eigenen Einstellung zur Sinnlichkeit auseinanderzusetzen. Das ist sicher nicht immer einfach. Geben Sie Ihrem Kind die Chance zu einem unbefangenen Umgang mit seiner Sexualität!

Ein Kind, das ständig masturbiert und insgesamt unausgeglichen wirkt, sollte von einem erfahrenen Homöopathen konstitutionell behandelt werden.

Vorhautverengung (Phimose)

In den ersten Lebensjahren ist bei den meisten Jungen die Vorhaut noch mit der Eichel verklebt. Es darf nicht gewaltsam versucht werden, sie zurückzustreifen, weil das zu kleinen Verletzungen und späterer Vorhautverengung führen kann. Eine behandlungsbedürftige Vorhautverengung liegt nur dann vor, wenn der Urin nicht frei fließen kann und der Strahl sehr fein ist oder sich die Vorhaut aufbläht. Auch immer wiederkehrende Entzündungen der Eichel können zu einer narbigen Verengung führen. Die Operation ist harmlos und wird meist ambulant durchgeführt. Eine homöopathische Behandlung ist hier nicht sinnvoll, da es sich um ein mechanisches Problem handelt.

Entzündung der Eichel (Balanitis)

Meistens handelt es sich um eine Pilzinfektion. Bei einmaliger Entzündung können Sie einen äußerlichen Behandlungsversuch mit verdünntem Teebaumöl machen (10 Tropfen auf ein halbes Glas warmes Wasser, mit einem getränkten Wattebausch mehrmals täglich abtupfen). Immer wiederkehrende Entzündungen sollten – wie alle Hautausschläge – konstitutionell behandelt werden, um eine Unterdrückung zu vermeiden.

Hodenhochstand

Die Hoden müssen während der vorgeburtlichen Entwicklung von der Nierengegend über den Leistenkanal in den Hodensack wandern. Manchmal kommt es zu Störungen dieser Entwicklung, so daß ein oder beide Hoden im Bauch oder im Leistenkanal verbleiben. Dieser *Hodenhochstand* oder *Leistenhoden* sollte nicht über das 2. bis 4. Lebensjahr hinaus bestehen, da der Junge sonst unfruchtbar werden kann (selbst wenn nur ein Hoden betroffen ist). Zunächst sollte eine konstitutionelle homöopathische Behandlung erfolgen. Wenn diese nicht innerhalb eines Jahres Erfolg bringt, muß operiert werden. Von einer Hormonbehandlung raten wir ab, da sie einen zu großen Eingriff in die körperliche und seelische Entwicklung des Kindes bedeutet.

Bei einem sogenannten Pendelhoden verschwindet der Hoden nur bei Kälte wieder im Leistenkanal. Dieser Zustand ist nicht behandlungsbedürftig.

Labienverklebung

Bei neugeborenen Mädchen sind manchmal die kleinen Schamlippen so stark verklebt, daß der Urin nicht frei fließen kann. Dieses mechanische Problem läßt sich meist durch vorsichtiges Massieren mit einer milden Creme beheben. Hormonpräparate sind dabei nicht erforderlich.

Hautkrankheiten

Hautausschläge haben in der Homöopathie eine besondere Bedeutung. Sie sind zusammen mit den akuten Krankheiten wie Fieber, Durchfall, Erbrechen eine recht harmlose Möglichkeit für den Organismus, »Unstimmigkeiten« auszudrücken und Krankheitserreger oder Gifte auszuscheiden.

Samuel Hahnemann hat herausgefunden, daß vor Beginn vieler chronischer Krankheiten ein Hautausschlag bestand, der mit Medikamenten unterdrückt worden war. In der Folge entwickelte sich eine schwerere Krankheit, zum Beispiel Asthma oder ein Krampfleiden. Diesen Zusammenhang hat er mit vielen Beispielen belegt und festgestellt, daß dieser Hautausschlag in der Heilungsphase von chronischen Krankheiten noch einmal auftrat, bevor die Patienten ganz gesund wurden.

Durch die Spezialisierung im modernen medizinischen Betrieb sieht ein Hautarzt natürlich nur selten, was mit den Kindern geschieht, nachdem die Hautkrankheit mit Hilfe von Zinklotion, Cortison oder einem Pilzmittel verschwunden ist. Denn beim Auftreten einer anderen Krankheit wie Asthma würden die Eltern ja einen Kinderarzt oder Internisten aufsuchen, bei übermäßiger Nervosität und Unruhe einen Psychologen, und so kann kaum jemand die fachübergreifenden Zusammenhänge sehen.

Bei Hautausschlägen ist es ganz besonders wichtig, konstitutionell zu behandeln. Der Hautausschlag soll nach Möglichkeit erst dann verschwinden, wenn alle anderen Probleme behoben sind und das Kind innerlich ganz gesund ist.

Neurodermitis oder chronisches Ekzem

Diese immer häufiger vorkommende schwerwiegende Erkrankung, die manchmal schon bei Neugeborenen auftritt. sollte nur von erfahrenen Homöopathen behandelt werden. Selbst dann ist eine zeitweise Verschlimmerung, die für alle Beteiligten sehr belastend sein kann, nicht immer zu vermeiden. An dieser Stelle sollen deshalb nur einige lindernde Begleitmaßnahmen aufgeführt werden.

Die Suche nach auslösenden Allergenen in der Nahrung ist oft mühsam und nur selten erfolgreich. Versuchen Sie für eine Weile, auf Kuhmilch und Milchprodukte zu verzichten, geben Sie dem Kind möglichst wenig Zucker- und Weißmehlprodukte, und vermeiden Sie starke Säuren wie Orangensaft, Ananas, Kiwi, Zitrone, Essig und Früchtetee. Manchmal ist es nicht einfach zu entscheiden, worunter das Kind mehr leidet: unter dem Verzicht auf bestimmte Nahrungsmittel oder unter dem Juckreiz, der durch »Genußsünden« entsteht. Leider gibt es keine idealen Lösungen, und es ist wichtig, die entstehenden Probleme mit Ihrem behandelnden Homöopathen zu besprechen, damit so bald wie möglich ein Heilmittel für Ihr Kind gefunden wird.

- Verbieten Sie dem Kind nicht jegliches Kratzen. Die Spannung, die durch das Jucken entsteht, ist manchmal unerträglich und läßt sich anders nicht abbauen. Oft ist der Juckreiz schon durch leichtes Reiben oder Streicheln zu lindern. Größere Kinder lernen sich so zu kratzen, daß es nicht blutet. Selbst wenn die erkrankte Haut durch Kratzen nässend und blutig ist, heilt sie bei der Genesung fast immer narbenlos ab.

- Durch Schlafsäcke oder spezielle Antikratz-Anzüge (ohne Hand- und Fußlöcher) entsteht leicht ein Hitzestau, der das Jucken noch unerträglicher macht.
- Bei starkem Juckreiz und nässendem Ekzem hilft Abtupfen mit kaltem schwarzen Tee (nicht zu stark kochen, sonst wird Ihr Kind nachts zu munter!).
- Wenn das Kind nachts vor Juckreiz nicht schlafen kann, hilft oft eine Kneippsche Waschung (siehe Anhang).
- Die Anwendung von Salben und Cremes muß auf jeden Fall mit dem behandelnden Homöopathen abgesprochen werden. Fast alle Präparate, die wirklich helfen, enthalten Cortison oder Zink in irgendeiner Form und bewirken so im homöopathischen Sinne eine *Unterdrückung*.
- Auch mit Eigenurin (am besten Morgenurin), pur oder verdünnt, kann man das Ekzem oder den Juckreiz lindern. Fragen Sie Ihren behandelnden Homöopathen, ob es Einwände dagegen gibt.

Pilzerkrankungen (Mykosen)

Wiederholt auftretende Hautpilzerkrankungen sind Ausdruck einer lokalen oder allgemeinen Abwehrschwäche. Durch Antipilzmittel werden nur die Erreger vorübergehend vernichtet und siedeln sich oft später wieder an. Auch hier sollte eine konstitutionelle Behandlung erfolgen.

Pilze entwickeln sich in feuchtem und warmem Milieu. Diese Bedingungen finden sie beispielsweise in Windeln oder in Turnschuhen vor.

- Kinder mit Windelsoor (Erreger ist der Hefepilz Candi-
da albicans) sollten so oft wie möglich mit nacktem Po
liegen. Fettcremes sind ungünstig, weil sich darunter
die Feuchtigkeit hält.
- Kinder mit Fußpilz sollten möglichst viel barfuß laufen
und sich nach dem Baden und Duschen die Füße gut
abtrocknen und trockenföhnen.
- In weniger ausgeprägten Fällen von Fußpilz können
Sie einen Behandlungsversuch mit Teebaumöl machen
(unverdünnt ein- bis zweimal täglich auf die gut abge-
trocknete Haut auftragen).

Pilzerkrankungen sind kaum ansteckend. Die Erreger
sind fast überall vorhanden, siedeln sich aber nur an,
wenn sie einen geeigneten Nährboden finden.

Nesselsucht (Urticaria)

Nesselsucht ist ein plötzlich auftretender Ausschlag, der sich
manchmal mit großflächig angeschwollener Haut, manchmal
mit nur einzelnen weißen oder roten Papeln zeigt. Er kann
jucken, brennen oder gar keine Symptome verursachen. In
den meisten Fällen verschwindet der Ausschlag innerhalb
von 1 bis 2 Stunden von selbst wieder. Nesselsucht kann
Ausdruck einer allergischen Reaktion auf Fisch, Schalentiere
oder andere Nahrungsmittel sein. Häufig wird aber selbst bei
intensiver Suche keine Ursache gefunden. In chronischen
Fällen ist eine konstitutionelle Behandlung anzuraten.

Wenn die Nesselsucht mit Atemnot oder keuchender Atmung einhergeht, muß so schnell wie möglich ärztliche Hilfe gesucht werden.

Nesselsucht

Arzneimittel	**Urtica urens**
Charakteristika	erhabene rote Flecken, starkes Brennen und Juckreiz; nach Genuß von Schalentieren; jedes Jahr um die gleiche Zeit
Dosierung	**Urtica urens** C30 einmalig 1 Kügelchen

Arzneimittel	**Apis mellifica**
Charakteristika	starke Schwellung und brennende stechende Schmerzen, Engegefühl im Hals, Verlangen nach Kühlung
Dosierung	**Apis** C30 einmalig 1 Kügelchen

Warzen

Warzen werden durch Viren hervorgerufen, sind aber nur bedingt ansteckend, da auch sie einen geeigneten Nährboden brauchen. Meist liegt eine konstitutionelle Schwäche vor, die erklärt, warum einige Kinder immer wieder von Warzen geplagt sind und andere niemals.

Dellwarzen (oft auch *Schwimmwarzen* genannt) sind kleine weißliche Warzen mit einer Eindellung in der Mitte. Manchmal entzünden sie sich und haben dann einen roten Hof. Sie können sich recht schnell an Körper, Armen, Beinen oder auch im Gesicht ausbreiten. Vom Hautarzt werden sie manchmal geritzt und ausgedrückt. Das ist für das Kind recht schmerzhaft und sorgt nicht selten für eine noch schnellere Ausbreitung.

Dornwarzen befinden sich vorwiegend an Händen und Füßen. Sie sind stark verhornt und enthalten ab einer gewissen Größe kleine schwarze Pünktchen. An den Füßen sind sie oft schmerzhaft und sollten dann entsprechend abgepolstert werden, an den Händen sind sie eher ein kosmetisches Problem.

Warzen

Arzneimittel	**Causticum**
Charakteristika	Warzen an den Fingerspitzen oder nahe bei den Nägeln, gestielte Warzen
Dosierung	**Causticum** D12 einmal täglich 3 Globuli über 3 bis 4 Wochen
Arzneimittel	**Acidum nitricum**
Charakteristika	die Warzen bluten leicht beim Waschen oder bei Berührung
Dosierung	**Acidum nitricum** D12 einmal täglich 3 Globuli über 3 bis 4 Wochen
Arzneimittel	**Thuja**
Charakteristika	wichtigstes Mittel bei allen Warzen (Dell- und Dornwarzen), oft ausgelöst

	oder verschlechtert durch kaltes Ba- den
Dosierung	**Thuja** D12 einmal täglich 3 Globuli über 3 bis 4 Wochen

Wenn die Warzen innerhalb dieser Zeit nicht verschwinden oder deutlich besser werden, kommt nur eine konstitutionelle Behandlung in Frage. Zur äußerlichen Unterstützung können Sie **Thuja**-Urtinktur oder **Chelidonium**-Urtinktur mit einem Wattestäbchen auf die Warzen auftragen.

Leberflecken und Muttermale (Naevi)

Leberflecken und Muttermale sind fast immer harmlos und bedürfen keiner Behandlung. Weil in letzter Zeit so viel vor Hautkrebs durch zu intensive Sonnenbestrahlung gewarnt wird, haben viele Eltern und sogar manche Kinder Sorge, daß sich hinter einem dunklen Pigmentfleck schon ein bösartiges Melanom verbirgt. So werden manchmal in vielen Operationen dunkle Hautflecken entfernt. Die Angst vor Hautkrebs wird dadurch allerdings nicht geringer, denn Pigmentflecken bilden sich bei vielen Menschen in großer Zahl.

Nach unserer Erfahrung sollten dunkle Hautflecken oder Muttermale nur dann entfernt werden, wenn sie deutliche Beschwerden machen (zum Beispiel Schmerzen oder Blutungen) oder schnell wachsen. Auch bei konstitutioneller homöopathischer Behandlung verschwinden Muttermale nicht.

Die wirksamste Hautkrebsprophylaxe ist die Vermeidung von starker Sonneneinwirkung durch Kleidung und Sonnenschutzmittel und eine gute homöopathische Konstitutionsbehandlung.

Schuppenflechte (Psoriasis)

Schuppenflechte sollte nur konstitutionell von erfahrener Homöopathen behandelt werden. Selbst dann ist die Behandlung oft langwierig und mühsam, weil häufig eine erbliche Belastung vorliegt.

Haarausfall (Alopezia)

Der kreisrunde Haarausfall (Alopecia areata) kann zu vorübergehend kahlen Stellen am behaarten Kopf oder in schweren Fällen zum vollständigen Verlust aller Haare führen. Die schulmedizinische Diagnostik und Behandlung haben kaum Erfolge aufzuweisen. Eine frühzeitig begonnene homöopathische Konstitutionsbehandlung verspricht dagegen gute Heilungschancen.

Unterstützend wirken Vitamine und Spurenelemente wie Selen und Zink.

Herpes (Bläschenausschlag)

Lippenherpes tritt häufig im Zusammenhang mit fieberhaften Infekten auf. Wenn der Ausschlag sehr schmerzhaft ist, kann man mit einer **Natrium-muriaticum**-(D4)-Creme äußerlich behandeln. Bei immer wiederkehrendem Lippenherpes oder Herpes an anderen Körperstellen sollte konstitutionell behandelt werden.

Der Bläschenausschlag von Windpocken oder Gürtelrose (nur sehr selten bei Kindern) darf auf keinen Fall äußerlich behandelt werden, damit die Krankheit von innen heraus gut ausheilt. Verzichten Sie auf zinkhaltige Salben oder Zink-Schüttelmixtur!

Unterstützend und pflegend wirken pflanzliche Salben wie Echinacin- oder Lomaherpan-Creme.

Eiterflechte (Impetigo contagiosa)

Hier handelt es sich um eine oberflächliche Infektion mit Bakterien (Staphylokokken), die sehr ansteckend ist. Die Eiterflechte ist meist im Gesicht um Mund und Nase lokalisiert. Zu Beginn entwickeln sich Blasen mit heller Flüssigkeit, die alsbald platzen. Dann entstehen Geschwüre mit honiggelbem, schmierig-klebrigem Belag, die schmerzen oder jucken können. Wenn Sie Ihr Kind homöopathisch behandeln wollen, muß es abgeschirmt werden, damit es niemanden ansteckt.

Eiterflechte

Arzneimittel	**Mezereum**
Charakteristika	dicke honiggelbe schmierige Beläge mit starkem Juckreiz
Dosierung	**Mezereum** D12 zweimal täglich 3 Globuli

Arzneimittel	**Hepar sulfuris**
Charakteristika	starke Eiterentwicklung, stechende Schmerzen, das Kind ist sehr verfroren und gereizt
Dosierung	**Hepar sulfuris** D6 zweimal täglich 3 Globuli

Viola tricolor (Stiefmütterchen) wirkt in niedriger Potenz (D4 dreimal täglich 3 Globuli) oder als Tee unterstützend bei flächig-eitrigen Hauterkrankungen.

Krätze (Scabies)

Krätze wird durch Krätzmilben übertragen, meist im direkten Hautkontakt, unter Umständen auch über die Wäsche. Die Milben bilden kleine sichtbare Gänge unter der Haut, die sehr stark jucken. Bevorzugte Stellen sind Fingerzwischenräume, Gelenkbeugen, Gürtellinie, Genitalbereich und Oberschenkel. Durch das unvermeidliche Kratzen entzündet sich die Haut und kann sogar vereitern.

Die Krätzmilben müssen leider mit chemischen Mitteln

vernichtet werden, da körpereigene Abwehrvorgänge ihnen nichts anhaben können. Vermeiden Sie das hochgiftige Lindan (Jacutin®), es gibt auch etwas harmlosere Mittel (zum Beispiel Euraxil®). Der Juckreiz bleibt oft noch lange bestehen, auch wenn die Erreger schon abgetötet sind. Dann empfiehlt sich ein Behandlungsversuch mit **Sulfur** D6 (zweimal täglich 3 Globuli).

Kopfläuse (Pediculose)

Diese unliebsamen Mitbewohner sind leider trotz aller Hygiene in Kindergärten und Schulen wieder weit verbreitet und manchmal ein hartnäckiges Übel, das den Eltern viel Arbeit machen kann. Da die Konstitution für den Befall keine große Rolle spielt und die körpereigene Abwehr nichts bewirken kann, müssen die Läuse von außen vernichtet werden. Bevor Sie zur chemischen Keule greifen, sollten Sie die unschädlichen Methoden probieren.

Die Haare müssen sorgfältig unter einer Duschhaube eingeschlossen werden, damit die Läuse nicht fliehen können. Den Kopf dann unter einer Trockenhaube eine Stunde lang einer Temperatur von etwa 45 Grad aussetzen. Anschließend den Kopf mit Essigwasser waschen und die Haare mit einem sehr feinen Kamm von Nissen (Läuse-Eiern, aus denen die nächste Generation Läuse heranwächst) befreien.

Wenn diese Behandlung keinen Erfolg hat, muß ein chemisches Mittel eingesetzt werden. Vermeiden Sie hochgiftige Substanzen wie Lindan. Besonders Spray-Zubereitungen sind äußerst gefährlich, da sie in die Augen oder Atemwege geraten können. Goldgeist forte® ist relativ unbedenklich. Auch hiernach müssen die Haare mit Essigwasser gewaschen und gründlich ausgekämmt werden. Außerdem müssen die gesamte Leib- und Bettwäsche sowie Kamm und Bürste gewechselt und so heiß wie möglich (nicht unter 60 Grad) gewaschen werden. Kuscheltiere müssen für einige Wochen in einer luftdicht abgeschlossenen Tüte in »Quarantäne«.

Furunkel und Karbunkel

Furunkel sind eitrige Entzündungen von Haarbälgen, ähnlich wie Akne-Pickel, jedoch wesentlich größer. Wenn sie sehr groß sind oder ineinander übergehen, spricht man von Karbunkeln. Diese Entzündungen können durchaus gefährlich werden (zum Beispiel an bestimmten Stellen im Gesicht) oder zu einer sogenannten Blutvergiftung führen. Deshalb sollten Sie unbedingt Ihren Homöopathen zu Rate ziehen. Die homöopathische Behandlung gelingt oft gut, aber nicht immer ist der Chirurg überflüssig. Bei kleineren Furunkeln können Sie zur Reifung **Hepar sulfuris** D6 zweimal täglich 3 Globuli oder **Silicea** D12 einmal täglich 3 Globuli geben, aber nur, wenn Ihr Kind nicht in konstitutioneller Behandlung ist. Unterstützend wirken Heilerde-Pflaster.

Kinderkrankheiten

Bei Kinderkrankheiten sollten Sie Ihr Kind grundsätzlich nicht allein behandeln, sondern eine Homöopathin oder einen Homöopathen zu Rate ziehen. Bei guter Abwehrlage können Kinderkrankheiten zwar heftig verlaufen, stellen aber im allgemeinen keine Gefährdung dar, sondern eine wichtige Übung für die Reifung des Immunsystems. Woran können Sie ein geschwächtes Immunsystem erkennen? Wir raten Ihnen, aufzuschreiben, wann, wie lange und woran ihr Kind erkrankt war, welche Symptome auftraten, ob und wie die Erkrankung behandelt wurde. So bekommen sie eine Übersicht, die es ermöglicht, die Abwehrlage des Kindes als eher labil, durchschnittlich oder stark zu erkennen. Die Kernfrage dabei ist nicht nur, wie *häufig* ein Kind erkrankt, sondern auch, auf welche Art und Weise es auf Krankheitsreize reagiert. So kann eine Kind in einem Lebensabschnitt zwar häufiger krank sein, die Krankheiten aber jeweils durch gute Abwehrleistung rasch überwinden.

Beispiel: *Das Kind bekommt Fieber, das in kurzer Zeit auf 40 Grad Celsius ansteigt, zeigt aber sonst keine Befindensänderungen. Das Fieber dauert etwa drei Tage, fällt gegen Morgen und steigt am Abend wieder an. Schließlich treten starke Schweiße auf, und das Fieber fällt. Das Kind erholt sich noch einen Tag im Bett und ist dann wieder wohlauf.*

Das Kind in unserem Beispiel reagiert *angemessen,* hat ein starkes Immunsystem und braucht keine spezielle Behandlung, abgesehen von Bettruhe, viel Flüssigkeit und einer passenden Diät. Selbst ein homöopathisches Mittel ist in diesem Fall überflüssig, da es sich nicht um eine krankhafte, sondern um eine gesunde, das heißt angemessene

Reaktion des Organismus handelt. Viele Kinder reagieren so, wenn sie in einer kindgemäßen Umgebung aufwachsen können, das heißt viel Platz zum Rennen und Toben haben, täglich mehrere Stunden im Freien sind, ihrem Sinn für Entdeckungen nachgehen und ihre eigenen Erfahrungen machen können.

Kinder, die diese Möglichkeiten nicht haben oder was ihre Gesundheit betrifft, erblich belastet sind, neigen eher zu Erkrankungen, die sich über Wochen oder Monate hinschleppen, werden dazwischen nicht richtig gesund oder sind, kaum genesen, schon wieder krank. Diese Kinder reagieren auf Krankheitsreize nicht angemessen. Sie können einen aggressiven Erreger nicht durch hohes Fieber und starke Gegenwehr überwinden. Bei einem derartig geschwächten oder labilen Immunsystem raten wir, auch bei »harmlos« erscheinenden Krankheiten einen Homöopathen aufzusuchen, da eine konstitutionelle Behandlung erforderlich ist.

> Hinweise auf eine Schwächung des Immunsystems sind Allergien, chronische Krankheiten und akute Erkrankungen, die nicht vollständig ausheilen.
> Antibiotika, Cortison und andere allopathische Medikamente sowie Impfungen können zu einer Schwächung des Immunsystems führen oder beitragen.

Die Frage, ob das Kind so krank ist, daß es Antibiotika braucht, oder ob es vielleicht deshalb so häufig erkrankt, weil es häufig Antibiotika verordnet bekommt, läßt sich oft kaum beantworten. Fest steht, daß durch die allopathische Behandlung ein Teufelskreis entstehen kann, aus dem das Kind nur schwer herauskommt. An diesem Punkt kommen viele Eltern mit ihren Kindern in die homöopathische Praxis und klagen:»*Jedesmal, wenn unser Kind einem stärkeren Reiz (Kälte/Hitze/Zugluft/der geringsten Ansteckungsmöglichkeit) ausgesetzt ist, wird es krank.*«

Die Behandlung von abwehrgeschwächten Kindern ist aber auch in der Homöopathie nicht immer einfach und erfordert von Kind und Eltern viel Geduld und Vertrauen.

Auch wenn Kinderkrankheiten »normal« beginnen, können sich bei abwehrgeschwächten Kindern Komplikationen einstellen, die im schlimmsten Fall lebensbedrohlich sind. Diese Komplikationen sind äußerst selten, aber sie kommen dennoch vor und müssen möglichst frühzeitig erkannt werden. Aus diesem Grund sollten Sie bei Kinderkrankheiten immer therapeutischen Rat einholen. Der Vollständigkeit halber und für Notfälle auf Reisen oder bei ähnlichen Gelegenheiten sind Kinderkrankheiten und ihre Behandlung in diesem Buch trotzdem enthalten.

Welchen Sinn haben Kinderkrankheiten?

Wie jede andere Krankheit auch, stellt die Auseinandersetzung mit einer Kinderkrankheit eine wichtige Übung für die Abwehr des Kindes dar. Genauso wie ein trainierter Muskel besser arbeitet als ein untrainierter, hat die erfolgreiche Überwindung einer Krankheit eine Stärkung des kindlichen Immunsystems zur Folge. Auch ist bekannt, daß bestimmte Kinderkrankheiten einen positiven Einfluß auf Erbschwächen haben, die von den Eltern an die Kinder weitergegeben wurden. Wenn beispielsweise in einer Familie eine Häufung von Asthma oder Tuberkulose bei den Vorfahren zu verzeichnen ist, neigen auch die Kinder zu Erkrankungen der Lunge. Diese Neigung muß nicht zwangsläufig in Erscheinung treten, was wir bei Geschwistern häufig beobachten können: Das eine ist eher robust, das andere anfälliger. Hat nun dieses schwächere Kind die Möglichkeit, eine Kinderkrankheit, in unserem Fall z.B. Keuchhusten, durchzumachen, kann es durch diese akute Erkrankung die ererbte Lungenschwäche aufarbeiten und wird nach der Genesung nicht mehr so anfällig sein wie früher.

> Aus homöopathischer Sicht spricht jede Kinderkrankheit schwerpunktmäßig eine andere, meist erblich bedingte Erkrankung oder Schwäche an, die durch die überstandene Erkrankung gebessert oder zum Verschwinden gebracht werden kann.

Eine antibiotische Behandlung ist bei Kinderkrankheiten im allgemeinen nicht nötig (von wenigen Ausnahmen abgesehen). Antibiotika haben auf (Kinder-) Krankheiten, die durch Viren hervorgerufen werden, keinerlei Einfluß.

Die Bedeutung des Hautausschlags

Bei Masern, Röteln, Windpocken, Scharlach, Diphtherie und Roseolen (Dreitagefieber) entwickelt sich ein Hautausschlag, dem aus homöopathischer Sicht eine besondere Bedeutung zukommt. Durch den Ausschlag kann das Kind die Erkrankung nach außen bringen, das bedeutet, innere Organe werden entlastet, die Krankheit schlägt sich folglich nicht im Inneren des Körpers nieder, sondern wandert in weniger empfindliche Bereiche ab. Die innere Haut (die Schleimhäute des Verdauungstraktes, der schon im Mund beginnt) und die äußere Haut stellen einen solchen Bereich dar; sie verkraften viel und erholen sich meist schnell und erstaunlich gut. Die gefürchteten Komplikationen aber betreffen immer innere Bereiche, wie beispielsweise Lunge, Nieren, Bauchspeicheldrüse, Herz, Knochen, Nervensystem und Fortpflanzungsorgane. Deswegen achten wir in der homöopathischen Behandlung stets darauf, daß sich Hautausschläge deutlich entwickeln, und fördern dies gegebenenfalls sogar. Je ausgeprägter der Hautausschlag, desto geringer die Gefahr von eventuellen Komplikationen.

Mumps oder »Ziegenpeter« (Parotitis epidemica)

Bei Mumps handelt es sich um eine Kinderkrankheit, die mit einer Entzündung der Ohrspeicheldrüse einhergeht und den Kindern durch die starke Schwellung um Ohr und Kiefergelenk herum das typische »Mumpsgesicht« verleiht.

Die Entzündung kann ein- oder beidseitig auftreten, die Haut ist durch die Schwellung gespannt, es können Schmerzen im Hals-, Kiefer- und Ohrbereich entstehen.

Erreger: Mumpsvirus

Inkubationszeit (die Zeit zwischen Ansteckung und Ausbruch der Krankheit): Zwei bis drei Wochen.

Krankheitsdauer: Etwa zwei Wochen.

Altersgipfel: Am häufigsten zwischen 5. und 15. Lebensjahr.

Ansteckungsgefahr: Sechs Tage vor dem Ausbruch der Krankheit bis zum Abklingen der Krankheitssymptome. Die Übertragung kann durch Speichel und Urin erfolgen.

Krankheitsverlauf: Das Kind klagt anfangs über Schmerzen beim Öffnen und Schließen des Mundes, da durch die Ohrspeicheldrüsenschwellung die Beweglichkeit des Kiefergelenks eingeschränkt ist. Aus diesem Grund will das Kind auch nicht gerne essen. Meist kommt es zu Fieber. Bei manchen Kindern verläuft Mumps so leicht und harmlos, daß sie kaum Schwellungen und Fieber entwickeln. Andere reagieren heftig und mit hohem Fieber.

Bei Mumps können verschiedene drüsige Organe mitreagieren und anschwellen, wie etwa die Halslymphknoten, die Bauchspeicheldrüse (die dann Bauchschmerzen verursacht), die Brustdrüsen, die Eierstöcke oder die Hoden.

Komplikationen: Im schlimmsten Fall, der glücklicherweise selten eintritt, kann es zu einer Entzündung von Brustdrüsen, Eierstöcken, Bauchspeicheldrüse, Hoden oder zu einer Gehirnhautentzündung kommen. Das Komplikationsrisiko steigt mit zunehmendem Alter.

Mumps

Arzneimittel	**Belladonna**
Charakteristika	Plötzlichkeit, Heftigkeit, Rötung, Schwellung, Hitze, Trockenheit von Haut und Schleimhäuten, trockener Mund mit oder ohne Durst; klopfende, pochende, hämmernde, berstende oder brennende Schmerzen, heißer Kopf, kalte Extremitäten; durch die starke Entzündung können die Unterkieferdrüsen mit betroffen sein
Gemütslage	Ruhelosigkeit, Angst, Fieberphantasien
Besserung	Ruhe, fester Gegendruck bei Kopfschmerzen

Verschlechterung	Licht, Bewegung, laute Geräusche, Berührung, Erschütterung , Hitze; das Kind fiebert höher ab etwa 15 Uhr bis 3 Uhr nachts
Bemerkung	wichtiges Arzneimittel bei heftig verlaufenden Entzündungskrankheiten

Arzneimittel	**Pulsatilla**
Charakteristika	allmähliche Entwicklung der Krankheit, wandernde und wechselnde Beschwerden, meist ausgeprägte Durstlosigkeit, starkes Verlangen nach frischer Luft, äußeres Ohr rot und geschwollen, besonders auch das Ohrläppchen
Gemütslage	weinerlich, sensibel, großes Verlangen nach Beistand und Trost, oft wechselhafte Laune
Verschlechterung	Wärme, auch warme Luft, geschlossene Räume, abends
Besserung	Kälte, frische Luft, hochgelagerter Kopf
Bemerkung	wichtigstes Mittel, wenn sich bei Mumps andere drüsige Organe mitentzünden (Brustdrüsen, Bauchspeicheldrüse, Eierstöcke, Hoden)

Arzneimittel	**Mercurius**
Charakteristika	ausgesprochen starke Verschlimmerung nachts mit Ruhelosigkeit, große Schwäche und Müdigkeit, starke Schweiße, die nicht erleichtern, sondern schwächen; immer feuchte

	Haut, übler Mundgeruch, übelriechende Ausscheidungen (Schweiß, Stuhl, Urin), vermehrter Speichelfluß, metallischer Geschmack im Mund, starker Durst bei feuchtem Mund, starke Schwellung der Ohrspeicheldrüse mit tiefgehenden Schmerzen
Gemütslage	empfindlich, ruhelos, erschöpft
Verschlechterung	nachts, durch Bettwärme, beim Schwitzen, feuchtkaltes Wetter; sowohl durch Hitze als auch durch Kälte
Besserung	—
Arzneimittel	**Lachesis**
Charakteristika	Linksseitigkeit der Beschwerden oder Entzündung wandert von links nach rechts, starkes Engegefühl im Hals, Erstickungsgefühl, stechende Schmerzen, deutliche Schmerzen beim Leerschlucken und Trinken, Abneigung gegen Berührung am Hals, Wickel
Gemütslage	—
Verschlimmerung:	deutliche Verschlimmerung nach Schlaf; Druck oder Enge, leichte Berührung
Besserung	sobald Ausscheidungen in Gang gesetzt werden (Schweiß, Stuhl, Urin)
Bemerkung	wichtiges Mittel bei Enge im Hals und wenn das Kind glaubt, zu ersticken
Arzneimittel	**Lycopodium**
Charakteristika	ausgesprochen rechtsseitiges Mittel, Entzündung wandert von rechts nach

	links, Nase trocken oder verstopft, besonders beim Liegen im Bett, Verlangen nach warmen Getränken, häufig Verdauungsbeschwerden (Völlegefühl, Blähungen, Bauchschmerzen)
Gemütslage	schwierige Kranke, eigenwillig
Verschlechterung	16 bis 20 Uhr, warmes Zimmer, Bettruhe
Besserung	warme Getränke, Aufdecken

Masern (Morbilli)

Masern sind, ähnlich wie Windpocken, eine Kinderkrankheit, die sehr leicht übertragen wird.

Erreger: Masernvirus.

Inkubationszeit: Neun bis zwölf Tage.

Krankheitsdauer: Etwa zwei Wochen.

Altersgipfel: Seit Einführung der Impfung meist erst ab dem 10. Lebensjahr.

Ansteckungsfähigkeit: Am stärksten vor dem Ausbruch der Krankheit, wenn noch keinerlei Symptome vorhanden sind. Masern bleiben bis etwa sechs Tage nach Ausbruch des Hautausschlags ansteckend. Übertragung durch Tröpfcheninfektion oder direkten Kontakt.

Krankheitsverlauf: Der Beginn der Masern ähnelt meist einem grippalen Infekt mit Fieber von 38 – 40 Grad Celsius. Dabei kommt es meist zu Schnupfen, Husten, Halsschmerzen und Bindehautentzündung mit Lichtscheu. Die Kinder machen oft einen jämmerlichen Eindruck: »verheult, verrotzt, verquollen.« Nach zwei bis drei Tagen entwickelt sich in der Wangenschleimhaut auf Höhe der Backenzähne ein Ausschlag (die sogenannten Koplik-Flecken, kleine weiße Stippchen mit rötlichem Hof), der etwa drei Tage anhält.

Am vierten Tag steigt das Fieber an bis auf 40 Grad Celsius, und der Hautausschlag entwickelt sich, hinter den Ohren beginnend, und breitet sich über den ganzen Körper aus. Es zeigen sich linsengroße, leicht erhabene, rote Flecken, die auch ineinander übergehen können. Allerdings kann das Aussehen des Hautausschlages auch variieren. Nach weiteren drei bis vier Tagen verschwindet der Hautausschlag, das Fieber fällt, und die Haut schuppt sich leicht ab. Nach überstandener Krankheit sollte das Kind noch einige Tage zu Hause bleiben.

Komplikationen: Seltene Komplikationen sind Mittelohrentzündung, Lungenentzündung, Masernkrupp, Blinddarmentzündung, Gehirnentzündung.

Säuglinge erkranken in der Regel nicht, da sie noch mütterliche Antikörper besitzen. Bei geimpften Kindern können die Symptome trotz Impfung in abgeschwächter Form auftreten. Die Inkubationszeit ist dann verlängert.

Masern

Arzneimittel	**Pulsatilla**
Charakteristika	Gesicht stark verquollen, Augen entzündet und tränend, Absonderungen mild und gelbgrün (aus Ohren, Nase, Augen, Hals), Symptome wandern und ändern sich häufig, Durstlosigkeit, Kind fröstelt leicht im Fieber, Temperatur schwer einzuschätzen, wider

	spricht scheinbar dem Thermometer, Husten meist trocken oder abends und nachts trocken, morgens locker, Kind muß sich beim Husten aufsetzen
Gemütslage	sensibel, weinerlich, wechselhaft, großes Verlangen nach Zuwendung, Gesellschaft und Trost
Verschlechterung	Wärme aller Art, auch warmes Zimmer oder Bettwärme; am Abend
Besserung	frische Luft, Kälte
Bemerkung	wichtiges Mittel, wenn nach den Masern Husten zurückbleibt

Arzneimittel	**Bryonia**
Charakteristika	Fieber anhaltend hoch, Gesicht aufgedunsen, heiß und gerötet, Lippen trocken, ausgesprochen großer Durst nach Kaltem, aber Trinken sehr schmerzhaft; alles verschlimmert sich bei der geringsten Bewegung, Schmerzen beim Husten, Kind hält sich die Brust, stechende oder brennende Schmerzen
Gemütslage	abweisend oder gereizt, Kind will Ruhe haben und liegt ganz still
Verschlechterung	geringste Bewegung, Hitze, Trockenheit
Besserung	Druck, Liegen auf der schmerzhaften Seite, kühle, frische Luft, Ruhe
Bemerkung	die Verschlimmerung durch Bewegung ist sehr ausgeprägt, bei Besserung durch Bewegung ist Bryonia nicht angezeigt

Arzneimittel	**Sulfur**
Charakteristika	große Hitze und Röte am ganzen Körper (besonders Kopf, Ohren, Körperöffnungen), übelriechende und scharfe Ausscheidungen (Tränen, Nasenschleim, Schweiß, Stuhl, Urin), Hautausschlag rot, juckend, heiß und brennend; Fieber hoch, fällt, um bald wieder zu steigen; starke Schweiße, senken das Fieber nur kurz; heftiger Husten
Gemütslage	unruhig
Verschlechterung	Hitze, im Bett, 11 Uhr vormittags; im Stehen
Besserung	frische Luft, Bewegung
Bemerkung	fördert den Hautausschlag, deshalb bei schleppendem Verlauf angezeigt

Arzneimittel	**Aconit**
Charakteristika	große Plötzlichkeit und Heftigkeit der Erkrankung, hohes Fieber ohne Schweiß, Husten trocken, schmerzhaft, kurz, bellend, Haut und Schleimhaut heiß, trocken und gerötet
Gemütslage	unruhig, ängstlich
Verschlechterung	Kälte, auch Folgen von kaltem, trockenem Wetter oder kaltem Wind
Besserung	frische Luft, Ruhe
Bemerkung	wichtiges Mittel zu Beginn der Masern; wenn nach der Mittelgabe Schweiße einsetzen, folgt Sulfur gut (siehe dort)

Arzneimittel	**Euphrasia**
Charakteristika	starker und scharfer Tränenfluß, gelbgrüne Absonderungen aus den Augen; Bindehaut und Lider sehr entzündet, lichtscheu
Gemütslage	—
Verschlechterung	Sonne, Wind, in geschlossenen Räumen
Besserung	frische Luft
Bemerkung	hilfreich, wenn der Hautausschlag noch nicht erschienen ist, aber die Augen stark entzündet sind

Röteln (Rubeola)

Röteln verlaufen meist harmlos und müssen nur selten homöopathisch unterstützt werden.

Erreger: Rötelnvirus.

Inkubationszeit: Zwei bis drei Wochen.

Krankheitsdauer: Etwa zehn Tage.

Altersgipfel: Vorwiegend Schulkinder und junge Erwachsene.

Ansteckungsgefahr: Eine Woche, bevor der Ausschlag erscheint, bis eine Woche danach.

Krankheitsverlauf: Grippeanzeichen, ähnlich wie bei Masern, aber viel weniger heftig und nur mit leichtem oder ohne Fieber. Die Lymphknoten im Nacken und hinter den Ohren sind geschwollen und schmerzen auf Druck.

Innerhalb der nächsten zwei Tage tritt der Ausschlag auf: kleine, hellrote Punkte mit blassem Hof, die ineinander übergehen können, anfangs im Gesicht, dann an Brust und Rücken, schließlich auch an Armen und Beinen. Die Krankheit verläuft bei einem Viertel der Kinder völlig unbemerkt, bei einem weiteren Viertel nur sehr schwach und ohne Hautausschlag.

Komplikationen: Bei Kindern keine Komplikationen. Es kann zu Mißbildungen des ungeborenen Kindes im Mutterleib kommen, wenn die Mutter selbst die Röteln noch nicht durchgemacht hat und sich während der Schwangerschaft ansteckt.

Im allgemeinen sind homöopathische Mittel bei Röteln nicht angezeigt, da die Krankheit meist harmlos verläuft. Das einzig erwähnenswerte Medikament ist **Sulfur**, eines der wichtigsten Mittel, wenn

- bei einer Kinderkrankheit ein Hautausschlag nicht oder nur unvollständig hervortritt,
- dem Kind heiß ist,
- die Haut gerötet ist.

Sollte das Fieber wider Erwarten höher sein, siehe unter Fieber S. 64.

Windpocken (Varizellen)

Windpocken stellen, ähnlich wie Röteln, eine harmlose Kinderkrankheit dar, die meist keiner Behandlung bedarf.
Erreger: Varizellen-Zoster-Virus. Es handelt sich um den-

selben Erreger, der auch die Gürtelrose *(Herpes zoster)* hervorruft. So kann sich ein Erwachsener bei einem Kind mit Windpocken anstecken und daraufhin an einer Gürtelrose erkranken und umgekehrt.

Inkubationszeit: Etwa zwei bis drei Wochen.

Krankheitsdauer: Zwei bis drei Wochen.

Altersgipfel: Häufig zwischen 5. und 9. Lebensjahr, selten bei Säuglingen und Erwachsenen; bei schwer immungeschwächten Menschen (zum Beispiel bei Leukämie) ist eine Zweiterkrankung möglich.

Ansteckungsgefahr: Die Windpocken verdanken ihren Namen der Tatsache, daß sie quasi mit dem Wind auch über größere Entfernungen anstecken können. Sie sind so lange ansteckend, bis die letzte Kruste abgefallen ist.

Alle Kinderkrankheiten sind nur durch direkten Kontakt mit einer infizierten Person übertragbar, nicht aber durch Gesunde. Windpocken bilden da insofern eine Ausnahme, als andere Personen sich auch anstecken können, indem sie ein Zimmer betreten, in welchem sich das erkrankte Kind unmittelbar zuvor aufgehalten hat. Um Ansteckung zu vermeiden, lüften Sie das Zimmer fünf Minuten kräftig durch.

Krankheitsverlauf: Vor Ausbruch des Hautausschlags können die Kinder leichte grippale Symptome entwickeln, oft sind aber bis zum Ausbruch des Hautausschlags keine deutlichen Befindensänderungen zu erkennen. Die Eltern bemerken bei ihrem Kind vielleicht eine gewisse Unleidlichkeit und Empfindlichkeit.

Der Ausschlag beginnt am Kopf mit roten, linsengroßen Flecken, die sich zu Bläschen weiterentwickeln und eine anfangs wäßrige, später gelblichtrübe Flüssigkeit enthalten. Diese trocknet allmählich ein, wodurch dunkle Krusten entstehen, die oft stark jucken; werden die Krusten aufgekratzt, kann es zu Narbenbildung kommen.

Da der Ausschlag bis zu seinem Höhepunkt ständig zunimmt, finden sich am Körper gleichzeitig sowohl rote Flecken als auch Bläschen in verschiedenen Stadien.

Der Ausschlag pflanzt sich vom Kopf über den Rumpf und die Extremitäten fort, nur Hand- und Fußflächen bleiben frei. Er kann sich in heftigen Fällen auch auf die Schleimhäute im Kopf- und Genitalbereich ausdehnen.

Komplikationen: Sehr selten treten Gehirnhautentzündung, Lungenentzündung oder Blutgerinnungsstörungen auf.

Damit die Krankheit von innen heraus gut ausheilt, sollten Sie auf unterdrückende Maßnahmen wie Zinklotion oder Puder verzichten. Bei starkem Juckreiz hilft das Betupfen mit kaltem Schwarztee.

Windpocken

Arzneimittel	**Rhus toxicodendron**
Charakteristika	juckender und brennender Bläschenausschlag, Ruhelosigkeit, das Kind findet keine angenehme Schlaflage, wälzt sich hin und her
Gemütslage	deutliche Unruhe, besonders im Bett
Verschlechterung	Kälte, Zugluft, Abdecken
Besserung	Wärme, Einhüllen
Bemerkung	lindert den Juckreiz des Ausschlags
Arzneimittel	**Sulfur**
Charakteristika	Hitze, Brennen und Röte von Haut und Schleimhaut, unerträglicher Juckreiz, besonders im Bett
Gemütslage	ruhelos, will sich bewegen

Verschlechterung	Wärme, Zudecken
Besserung	Bewegung, frische Luft
Bemerkung	fördert die Entwicklung des Hautausschlags

Arzneimittel	**Pulsatilla**
Charakteristika	Hautausschlag sehr unangenehm, das Kind jammert darüber; Gesicht aufgedunsen,wäßrig, Augen tränen
Gemütslage	weinerlich, wechselhaft, großes Bedürfnis nach Gesellschaft, Zuwendung, Trost, Nähe
Verschlechterung	abends, Wärme, geschlossene Räume
Besserung	Trost und Gesellschaft, Kälte, frische Luft

Scharlach (Scarlatina)

Bei Scharlach handelt es sich um eine eitrige Halsentzündung (*Angina*), die mit starken Allgemeinbeschwerden und einem Hautausschlag einhergeht.

Erreger: Streptokokken der Gruppe A (Bakterien).

Inkubationszeit: Ein bis vier Tage.

Krankheitsdauer: Etwa zwei bis drei Wochen.

Altersgipfel: Am häufigsten zwischen 4. und 12. Lebensjahr, nie im ersten Lebensjahr.

Ansteckungsgefahr: Die Erkrankung kann von Scharlachkranken oder auch von gesunden Keimträgern übertragen werden. Es erkranken jeweils nur einige Kinder mit einer bestimmten (meist geschwächten) Abwehrlage. Ohne Antibiotikagabe verlangen Kindergarten, Schule etc. meist, daß die Kinder vier bis sechs Wochen zu Hause bleiben und bei zwei Rachenabstrichen der Erreger nicht mehr nachgewiesen werden kann. Der Nachweis gestaltet sich oft problematisch, denn auch bei Kindern, die nicht erkranken, werden häufig Erreger gefunden. Manchmal verschwinden auch nach der Antibiotikabehandlung die Streptokokken (das Kind ist also schulmedizinisch gesehen scharlachfrei) um nach einigen Tagen oder Wochen wieder aufzutauchen das Kind ist dann wieder ansteckend, was erneut Anlaß zur Antibiotikagabe geben kann. Auf diese Weise können Kinder viele Male Scharlach bekommen, weil sie keine Immunität erlangen; ein Immunitätsschutz entsteht erst dann, wenn der komplette Scharlach (mit Hautausschlag) durchgemacht wurde.

Krankheitsverlauf: Scharlach beginnt immer plötzlich und heftig. Das Fieber ist hoch, die Halslymphknoten verdickt, der Hals feuerrot (»scharlachrot«) entzündet: Die Mandeln sind dick und eventuell eitrig; das Kind hat Schluckbeschwerden.

In den ersten Tagen ist die Zunge weißlich belegt, der Belag schält sich nach einigen Tagen ab, die Zunge sieht leuchtend rot und glänzend aus, mit deutlich hervortretenden Papillen (sogenannte Himbeerzunge).

Bereits ab dem zweiten Krankheitstag kann sich der Hautausschlag zeigen: Es handelt sich dabei um stecknadelkopfgroße rote Punkte, die sich vom Kopf über den Rumpf bis zu den Extremitäten ausbreiten. Besonders ausgeprägt ist der Ausschlag an den Schenkelinnenseiten. Den einzigen ausschlagsfreien Bereich stellt die Region um den Mund dar (sogenanntes Mund-Kinn-Dreieck).

Am dritten bis achten Tag nimmt das Fieber wellenförmig

ab, der Ausschlag geht zurück, und die Haut schuppt sich stark. Auffällig ist dabei, daß sich auch die Handinnenflächen und die Fußsohlen schuppen.

Wenn der Scharlach ohne hohes Fieber, Ausschlag und deutliche Krankheitssymptome verläuft, weist die Abschuppung der Hand- und Fußsohlen oft als einzig verläßliches Symptom darauf hin, daß es sich bei der Erkrankung um Scharlach gehandelt haben muß.

Komplikationen: In seltenen Fällen kann es zu Mittelohrentzündung, Abszessen im Halsbereich, Nierenentzündung, Herzentzündung oder Gelenkentzündung kommen. Aus diesem Grund ist nach Scharlach eine gewisse »Schonzeit« des Kindes angeraten. In jedem Falle sollten Sie das Kind je zwei und vier Wochen nach Ende der Krankheit ärztlich untersuchen lassen, um sicherzustellen, daß Herz und Nieren gesund sind.

Scharlach

Arzneimittel	**Belladonna**
Charakteristika	große Plötzlichkeit und Heftigkeit der Symptome, Rachen und Kopf stark gerötet, spürbar große Hitze; Fieber erscheint schnell, kann sehr hoch sein; Trockenheit von Haut und Schleimhäuten, alle äußeren Reize (körperliche Untersuchung, helles Licht, laute Geräusche, Erschütterung etc.) sind unangenehm
Gemütslage	ängstliche Fieberphantasien, sieht Gespenster, Unruhe
Verschlechterung	Hitze, Licht, Erschütterung, Geräu-

	sche, Berührung, von 15 Uhr bis 3 Uhr morgens
Besserung	Ruhe, Bettruhe
Bemerkung	wichtigstes und am häufigsten angezeigtes Mittel bei Scharlach

Arzneimittel	**Apis**
Charakteristika	Plötzlichkeit, hohes Fieber mit Unruhe, starke ödematöse (= wäßrige) Schwellung der Schleimhaut, Zäpfchen und Mandeln deutlich vergrößert, große Hitze, starkes Verlangen nach Kaltem, stechende oder brennende Schmerzen
Gemütslage	aufgedreht, kindisch, reizbar
Verschlechterung	Berührung, Wärme aller Art (warme Räume, Getränke, Auflagen etc.)
Besserung	Kälte (kalte Auflagen, kalte Luft, kalte Getränke), Abdecken
Bemerkung	angezeigt bei starker Schwellung im Rachenbereich

Arzneimittel	**Mercurius**
Charakteristika	Eiterbildung auf den Mandeln, fauliger Mundgeruch, metallischer oder süßlicher Geschmack im Mund, verstärkter Speichelfluß, dabei durstig, Zahneindrücke auf der Zunge, Schweiße, Haut ist (fast) immer feucht, dem Kind ist schnell zu heiß oder zu kalt, Schwäche und Erschöpfung
Gemütslage	ruhelos, erschöpft, klagt besonders nachts über Beschwerden

Verschlechterung	nachts, durch Schweiß, Hitze, Kälte
Besserung	Ruhe
Bemerkung	Beschwerden entwickeln sich eher langsam, große Schwäche ist bezeichnend

Arzneimittel	**Lycopodium**
Charakteristika	rechte Mandel stärker betroffen oder: Entzündung erst rechts, dann links, Zunge geschwollen und rissig, Gesicht gelblichblaß, Verlangen nach warmen Getränken, häufig Verdauungsbeschwerden (Völlegefühl, Blähungen, Bauchschmerzen)
Gemütslage	oft schwierige Kranke, eigenwillig, Abneigung gegen Gesellschaft, kann aber nicht alleine sein
Verschlechterung	16 bis 20 Uhr, warmes Zimmer, Bettruhe, kalte Getränke
Besserung	warme Getränke, Aufdecken
Bemerkung	deutlich rechtsseitiges Mittel

Arzneimittel	**Lachesis**
Charakteristika	linke Halsseite überwiegend betroffen oder: erst links, dann rechts, große Enge im Hals; das Kind meint, keine Luft zu kriegen; stechende Schmerzen, erstrecken sich bis zum Ohr, Leerschlucken und Trinken schmerzen sehr
Gemütslage	aufgeregt, morgens traurig, schlechte Laune
Verschlechterung	nach dem Schlaf, morgens, Berührung, Druck und Enge am Hals, Hitze

Besserung	durch Ausscheidungen (Schweiß, Hautausschlag, Urin, Stuhl), kalte Getränke
Bemerkung	deutlich linksseitiges Mittel

Keuchhusten (Pertussis)

Keuchhusten kann zwar heftig verlaufen und den Eltern wegen der Hustenanfälle des Kindes nachts den Schlaf rauben, ist aber nicht im allgemeinen als gefährlich zu bezeichnen. Nur für Säuglinge kann Gefahr bestehen, weil ihr Nervensystem und damit auch das Atem- und Hustenzentrum in diesem Alter noch nicht genügend ausgereift ist. Eine Ansteckung in diesem Alter ist jedoch eher selten.

Sollte bei einem Säugling Verdacht auf Keuchhusten bestehen, suchen Sie bitte sofort ärztliche Hilfe.

Von schulmedizinischer Seite werden bei Keuchhusten oft Antibiotika verschrieben. Diese beseitigen zwar momentan die Erreger, die Hustenanfälle jedoch vergehen nicht. Auch gegen Keuchhusten geimpfte Kinder können erkranken.

Wenn ein Kind wegen des Keuchhustens bereits Antibiotika bekommen hat oder aber gegen Keuchhusten geimpft wurde und nun daran erkrankt, sollten Sie eine erfahrene Homöopathin oder Homöopathen aufsuchen und Ihr Kind keinesfalls selbst behandeln!

Erreger: Bordetella pertussis (Bakterien).

Inkubationszeit: Ein bis zwei Wochen.

Krankheitsdauer: Sechs Wochen bis drei Monate.

Altersgipfel: Am häufigsten in den ersten sechs Lebensjahren, aber auch bei Erwachsenen möglich.

Ansteckungsgefahr: Am stärksten im Vorstadium, wenn noch kein Husten besteht. Danach 14 Tage nur noch schwach ansteckend.

Krankheitsverlauf: Das Vorstadium dauert ein bis zwei Wochen und sieht aus wie ein grippaler Infekt: Das Kind hat Schnupfen und trockenen Husten, die Augen sind entzündet, der Hals ist rauh. Zu dieser Zeit ist die Ansteckungsgefahr am größten.

Danach kommt es zum Ausbruch des eigentlichen Keuchhustens: Der Husten ist trocken, krampfhaft, keuchend oder bellend. Er besteht aus vielen kurzen, ununterbrochenen Hustenstößen, die Atemnot verursachen, dann folgt ein ziehendes, tiefes und deutlich hörbares Einatmen (sogenanntes Giemen). Während des Anfalls schwillt das Gesicht rot an, die Augen tränen, und es kann bei heftigem Husten zum Erbrechen kommen, was die Atemnot noch verstärkt. In weniger heftigen Fällen von Keuchhusten würgt das Kind am Ende des Hustenanfalls glasigen Schleim hoch, ohne sich zu erbrechen. Je nach Intensität des Keuchhustens folgen die Hustenanfälle in kürzeren (zehn und mehr) oder längeren Abständen (drei bis vier Anfälle pro Tag). In den nächsten zwei bis sechs Wochen lassen die Anfälle deutlich nach, um schließlich ganz abzuklingen.

Komplikationen: Bei Säuglingen ist immer Vorsicht geboten – nehmen Sie unbedingt ärztliche Hilfe in Anspruch!

Bei kleineren Kindern besteht die Gefahr, daß es zu einer Lungenentzündung kommt.

Durch den starken Druck beim Husten kann es zu Lungenschädigungen, durch Sauerstoffmangel ganz selten auch zu einer Hirnschädigung oder Krampfanfällen kommen.

Für die Eltern ist diese Erkrankung meist strapaziöser als für das Kind selbst. Deshalb hier einige Tips:

- Versuchen Sie während des Hustenanfalls so ruhig wie möglich zu bleiben. Helfen Sie dem Kind, wenn es nach Hilfe verlangt: Vielleicht streckt es die Arme hoch und will auf Ihren Arm, oder es möchte sich lieber nach vorne beugen, um den Schleim besser loswerden zu können. Beobachten Sie Ihr Kind, und richten Sie sich nach ihm. Streichen Sie Ihrem Kind während des Hustenanfalls ruhig und langsam über den Rücken.
- Legen Sie sich und dem Kind alles zurecht, was wichtig sein könnte, besonders nachts (frisches Bettzeug und Eimer, falls es erbricht; etwas zu trinken usw.).
- Sollten mehrere Kinder gleichzeitig erkrankt sein, legen Sie sie nachts in verschiedene Zimmer, damit sie sich durch die Hustenanfälle nicht gegenseitig aufwecken.
- Wechseln Sie sich (soweit möglich) nachts mit der Betreuung ab.

Ein richtig gewähltes homöopathisches Mittel wird den Keuchhusten nicht völlig zum Verschwinden bringen, aber die Hustenanfälle werden weniger häufig und nicht so heftig auftreten. Wenn Ihr Kind nach Abklingen des Keuchhustens weiterhin an heftigen Hustenattacken leidet, liegt eine konstitutionelle Schwäche vor, die von einem erfahrenen Homöopathen behandelt werden sollte.

Zusätzlich kann eine Luftveränderung, z.B. im Urlaub am besten in den Bergen, eine deutliche Besserung der Hustenanfälle bewirken.

Keuchhusten

Arzneimittel	**Drosera**
Charakteristika	heftige Hustenanfälle, die schnell aufeinander folgen, trockener, kurzer, hackender, würgender und nachts besonders schlimmer Husten, Erbrechen durch Husten, Husten beim Hinlegen, beim Lachen und Reden
Gemütslage	ruhelos, will nicht alleine sein
Verschlechterung	nach Mitternacht; im Liegen
Besserung	frische Luft
Bemerkungen	eines der wichtigsten Mittel bei Keuchhusten

Arzneimittel	**Belladonna**
Charakteristika	trockener, krampfhafter, heftiger, schmerzhafter Husten, roter Kopf, Husten mit Heiserkeit, bellender Husten
Gemütslage	ruhelos
Verschlechterung	Licht, Geräusche, Erschütterung, nachts, beim Hinlegen
Besserung	Aufsetzen, Ruhe
Bemerkung	Anfälle sehr heftig und plötzlich

Arzneimittel	**Bryonia**
Charakteristika	extrem schmerzhafter, trockener Husten, Kind muß sich die Brust halten, muß sich aufsetzen, stechende Schmerzen, großer Durst auf kalte Getränke

Gemütslage	reizbar, abweisend
Verschlechterung	durch die geringste Bewegung, beim Betreten eines warmen Zimmers
Besserung	Druck, Halten der Brust, Ruhe
Bemerkung	ausgesprochene Verschlechterung bei der geringsten Bewegung

Arzneimittel	**Cuprum**
Charakteristika	extrem krampfhafter Husten, Gefühl der Einschnürung, das Gesicht läuft bläulich an, krampfhaftes Erbrechen, Erstickungsanfälle beim Husten
Gemütslage	große Ängstlichkeit
Verschlechterung	bei Berührung
Besserung	durch Trinken von kaltem Wasser
Bemerkung	sobald das Kind einen Schluck Wasser trinkt, wird der Hustenanfall leichter

Arzneimittel	**Coccus cacti**
Charakteristika	Keuchhustenanfälle mit weißem, dickem, zähem Schleim, Schleimerbrechen am Ende des Anfalls unter Anstrengung, erstickender Husten, rotes Gesicht
Gemütslage	niedergeschlagen
Verschlechterung	nach dem Schlafen, im Liegen, bei Anstrengung
Besserung	kalte Luft oder kalte Getränke
Bemerkung	der Schleim ist schwer abzuhusten

Arzneimittel	**Sticta pulmonaria**
Charakteristika	trockener Husten nachts, Schmerzen beim Husten, beim Husten rauhes Gefühl in der Brust

155

Gemütslage	erschöpft
Verschlechterung	abends; beim Einatmen
Bemerkungen	große Trockenheit, wenig Absonderungen

Dreitagefieber (Exanthema subitum)

Es handelt sich um eine harmlose Virusinfektion, die im allgemeinen nicht behandelt werden muß. Falls das Fieber sehr hoch und das Kind unruhig sein sollte, können Sie unter Fieber (S. 64) ein passendes Arzneimittel finden.

Erreger: Viren.

Inkubationszeit: 5 bis 15 Tage.

Krankheitsdauer: Etwa vier Tage bis eine Woche.

Altersgipfel: Am häufigsten erkranken Kinder im zweiten Lebensjahr.

Ansteckungsgefahr: Übertragung durch direkten Kontakt, es besteht aber geringe Infektiosität.

Krankheitsverlauf: Ein plötzlich auftretendes, hohes Fieber von drei bis vier Tagen Dauer, das von einem fleckförmigen, hellroten Ausschlag (ähnlich dem Masernausschlag) abgelöst wird und der erst am Rumpf, dann auf Hals, Gesicht und Extremitäten erscheint und nach ein bis zwei Tagen wieder verschwindet.

Komplikationen: Äußerst selten kann es bei hohem Fieber zu Fieberkrämpfen kommen; in diesem Fall rufen Sie den Notarzt.

Ringelröteln (Erythema infectiosum, »Fünfte Krankheit«)

Eine harmlose Infektionskrankheit mit schmetterlingsförmiger Gesichtsrötung und ohne stärkere Allgemeinerscheinungen, bei der kein oder nur leichtes Fieber besteht.

Erreger: Viren.

Inkubationszeit: 6 bis 14 Tage.

Krankheitsdauer: Bis zu zwei Wochen, selten mehrere Wochen.

Altersgipfel: 4. bis 10.Lebensjahr.

Ansteckungsgefahr: Vor Erscheinen des Hautausschlags am größten; Übertragung durch Tröpfcheninfektion.

Krankheitsverlauf: Es bildet sich ein girlandenförmiger Hautausschlag, der im Gesicht schmetterlingsförmig beginnt (die Mundregion bleibt ausgespart) und sich nach etwa einer Woche über den restlichen Körper ausbreitet, um dort Tage bis Wochen bestehenzubleiben. Die Erkrankung verläuft bei Kindern so harmlos, daß eine Behandlung meist nicht erforderlich ist.

Komplikationen: Im Gegensatz zu Röteln wirkt sich bei schwangeren Frauen eine Ansteckung mit Ringelröteln *nicht* negativ auf das Kind aus.

Chronische Krankheiten

Chronische Krankheiten sind langwierige, manchmal lebenslange Leiden, die zwar einen äußeren Auslöser haben können, aber meistens auf einer konstitutionellen Schwäche beruhen. Aus homöopathischer Sicht handelt es sich um eine tiefgreifende Störung der Lebenskraft, die entweder ererbt oder durch Unterdrückung einer akuten Krankheit (beispielsweise eines Hautausschlags) entstanden ist. Sie kann sich in verschiedenen Organsystemen manifestieren und dabei den Eindruck erwecken, es handele sich um *verschiedene* aufeinanderfolgende Krankheiten.

Hierzu ein Beispiel: Ein Kind leidet seit der Polio-Impfung unter monatelang anhaltenden Durchfällen. Ohne den Zusammenhang mit der Impfung zu berücksichtigen, wird die Diagnose einer chronischen Dickdarmentzündung gestellt und eine entsprechende Langzeittherapie eingeleitet. Irgendwann kommt die Darmkrankheit zur Ruhe, und über eine gewisse Zeit lang wirkt das Kind gesund. Nach einem verregneten Zelturlaub treten aber plötzlich Gelenkschmerzen auf, die Gelenke schwellen an, und man diagnostiziert ein chronisches Gelenkrheuma. Aus homöopathischer Sicht wurde möglicherweise durch die Impfung die konstitutionell schwache Lebenskraft derartig gestört, daß sich erst Durchfall und nach dessen Unterdrückung Rheuma entwickelte.

In der homöopathischen Behandlung soll durch Gabe *eines* Mittels die gestörte Lebenskraft wieder so reguliert werden, daß auf Dauer weder Rheuma noch Durchfall, noch andere schwerwiegende Krankheiten auftreten. Von weiteren Impfungen wird man in so einem Fall natürlich abraten.

Beispiele für chronische Krankheiten bei Kindern sind *Heuschnupfen, Neurodermitis, Asthma, rheumatische Erkrankungen, chronische Darmentzündungen, Epilepsie* und eine Reihe von *Verhaltens-* und *Wahrnehmungsstörungen.* Alle diese Gesundheitsstörungen haben bei konsequent durchgeführter homöopathischer Behandlung eine gute Chance auf Besserung oder gar Heilung.

Es gibt aber auch schwere Erbkrankheiten, bei denen ein so gravierender genetischer Defekt besteht, daß es praktisch keine Heilungschancen gibt.

Zu diesen Krankheiten zählen die schweren Stoffwechselkrankheiten wie *Diabetes, Zöliakie* und *Phenylketonurie,* daneben auch *Mucoviszidose, Hämophilie* (Bluter-Krankheit), *Muskeldystrophie* und andere. Bei den *bösartigen Blut-* und *Tumorerkrankungen* im Kindesalter sind die schulmedizinischen Heilungserfolge seit einiger Zeit recht gut, auf homöopathischem Gebiet gibt es dazu nur wenig Erfahrung.

Dennoch raten wir auch bei diesen Krankheiten zu einer ergänzenden homöopathischen Konstitutionsbehandlung. Oftmals ist es auch neben allopathischen Maßnahmen möglich, den Zustand noch etwas zu verbessern oder über akut auftretende andere Krankheiten hinwegzuhelfen.

159

Impfungen

Auch wenn Impfungen nicht zur homöopathischen Behandlung gehören, halten wir an dieser Stelle einige Informationen und kritische Bemerkungen für angebracht.

Impfungen sollen dazu dienen, durch gezielte Auseinandersetzung mit einem unschädlich gemachten Krankheitserreger den Ausbruch von bestimmten – als gefährlich eingestuften – Erkrankungen zu verhindern. Es gibt verschiedene Arten von Impfungen. Bei der *Passivimpfung* werden anderweitig hergestellte schützende Antikörper (= spezifische Abwehrstoffe) gespritzt, um nach vermeintlich erfolgter Ansteckung zu verhindern, daß die Krankheit ausbricht. Der passive Immunschutz hält nur wenige Tage bis Wochen an. Bei der *Aktivimpfung* werden abgeschwächte lebende oder abgetötete Erreger oder Toxine (Bakteriengifte) in den Körper gebracht. Das Immunsystem bildet dann selbst Antikörper und ist beim nächsten Kontakt mit dem Erreger geschützt. Je nach Impfstoff hält der Immunschutz einige Jahre bis lebenslänglich.

Grundsätzlich kann nur gegen Infektionskrankheiten geimpft werden. Die Zahl der zur Verfügung stehenden Impfstoffe nimmt ständig zu, obwohl die meisten ansteckenden Krankheiten in den letzten 50 Jahren an Bedeutung und Bedrohung verloren haben. Bei einem gesunden Kind werden derzeit etwa zehn verschiedene Impfungen empfohlen, bei Fernreisen kommen noch einige dazu.

Welche Risiken birgt eine Impfung, und was ist ein Impfschaden?

Leider hat auch das Impfen nicht nur Vorteile, sondern auch seine Kehrseiten. Wie bereits an anderer Stelle erwähnt, ist das Immunsystem bei verschiedenen Menschen und zu verschiedenen Zeiten unterschiedlich aktiv. Das bedeutet einerseits, daß der erhoffte Impfschutz nicht bei allen Menschen eintritt (deshalb impft man meist dreimal – in der Hoffnung, daß danach auch bei dem Immunschwächsten die erwünschte Reaktion erfolgt). Andererseits kann eine Impfung einen so starken Reiz auf ein geschwächtes oder noch nicht ausgebildetes Immunsystem ausüben, daß dadurch eine chronische Krankheit – zum Beispiel eine Allergie – entsteht. Ein weiteres Risiko besteht in den Impfstoffen selbst. Bei Impfungen mit lebenden Erregern kann bei Immunschwachen die befürchtete Krankheit ausbrechen (beispielsweise Lähmungen durch Polio, die Kinderlähmungsimpfung), bei Totimpfstoffen können Unverträglichkeitsreaktionen gegen die Begleitstoffe auftreten.

Der früher empfohlene *Keuchhusten*-Impfstoff führte recht häufig zu Gehirnschäden und wurde deshalb nach einigen Jahren (!) vom Markt genommen. Der *Zeckenbiß*-Impfstoff (der doch gegen Hirnhautentzündung schützen soll) führte so häufig zu gefährlichen Hirnhautreizungen, daß er für die Anwendung bei Kindern abgeschwächt werden mußte.

Da Impfschäden oft schleichend entstehen und der Zusammenhang meistens nicht mit letzter Sicherheit nachgewiesen werden kann (was bedeuten würde, daß der Staat, der die Impfung empfohlen hat, für den Schaden aufzukommen hätte), weisen die offiziellen Impfstatistiken eine viel zu geringe Zahl von Impfschäden auf.

161

Als Eltern sollten Sie sich genau über Nutzen und Risiko jeder einzelnen Impfung informieren und dann mit Hilfe Ihres Therapeuten über Art und Zeitpunkt der notwendigen Impfungen entscheiden.

Welche Impfungen sind entbehrlich?

Nach unserer Ansicht sollte gegen *Kinderkrankheiten* grundsätzlich nicht geimpft werden. Sie spielen nämlich eine wichtige Rolle für die Reifung des Immunsystems (siehe Kapitel Kinderkrankheiten). Ausnahmen stellen die *Röteln*-Impfung bei Mädchen und die *Mumps*-Impfung bei Jungen dar. Sie sollten aber erst kurz vor der Pubertät durchgeführt werden, wenn bis dahin nicht durch Krankheit oder unbemerkte Infektion schon ein Immunschutz entstanden ist. Vor der *Röteln*-Impfung empfiehlt sich daher ein entsprechender Bluttest.

Diphtherie kommt praktisch nicht mehr vor, daher ist das Risiko der Impfung zur Zeit größer als das Risiko der Erkrankung. Bei *Masern* hält der Impfschutz nur eine gewisse Zeit an (wie lange, ist noch nicht bekannt). Die Masern können daher später beim Erwachsenen ausbrechen, und das bedeutet eine wesentlich höhere Komplikationsgefahr als beim Kind. Die *Keuchhusten*-Impfung hatte bis vor kurzer Zeit eine hohe Rate an Nebenwirkungen (bleibende Hirnschäden) und wurde deshalb durch eine neue ersetzt. Ob es bei dieser Impfung ebenfalls zu Impfschäden kommt, wird sich erst in einigen Jahren herausstellen. Deshalb ist eine gewisse Skepsis angebracht.

Da die *Tuberkulose*-Impfung keinen sicheren Impfschutz garantiert, andererseits aber Nebenwirkungen haben kann, ist sie nicht zu empfehlen.

Bei der *FSME*-Impfung (durch Zeckenbiß übertragene Hirnhautentzündung) ist die Zahl der gemeldeten Impfschäden fast so groß wie das eigentliche Risiko, durch Zeckenbiß zu erkranken. Deshalb raten wir auch hiervon ab.

Hepatitis B ist eine Leberentzündung (Gelbsucht), die nur durch Blut- oder Geschlechtskontakt übertragen werden kann. Ein Erkrankungsrisiko besteht also bei Kindern nicht vor der Pubertät. Daß dennoch die Impfung bereits für Neugeborene empfohlen wird, ist unseres Erachtens nicht sinnvoll.

Zu welchem Zeitpunkt sollten Impfungen durchgeführt werden?

Auch über den Zeitpunkt von Impfungen sollten Eltern sich Gedanken machen. Die ersten Impfungen (*Tuberkulose* und *Hepatitis B*) erfolgen häufig (ungefragt) schon direkt nach der Geburt. Die nächste Impfung mit fünf (!) Impfstoffen gleichzeitig wird von offizieller Seite bereits für den 3. bis 4. Lebensmonat empfohlen. In diesem Alter bekommt der Säugling noch alle notwendigen Antikörper mit der Muttermilch. Eine Auseinandersetzung mit der Umwelt und mit Krankheiten ist noch nicht erfolgt. Daher ist das Immunsystem zu diesem Zeitpunkt noch völlig unreif und durch so einen Massenangriff potentieller Krankheitserreger überfordert. Tatsächlich berichten viele Eltern, daß eben vom Zeitpunkt der ersten Impfung an ihr Kind ständig krank war, der Schlafrhythmus gestört oder daß eine chronische Krankheit ausbrach.

Warten Sie mit den ersten Impfungen zumindest bis nach dem Abstillen, besser bis zum Krabbelalter. Auf keinen Fall darf während einer akuten oder einer chronischen Krankheit geimpft werden.

Bei einem gestörten Immunsystem kann schon ein abgeschwächter Erreger eine gefährliche Erkrankung hervorrufen (zum Beispiel eine Impf-Tuberkulose oder eine Impf-Polio), die ähnlich schlimm ablaufen kann wie die eigentliche Krankheit. Deshalb sollten bei Immunschwäche keine Impfungen mit Lebendimpfstoffen durchgeführt werden. Auch bei chronisch Kranken kann eine Impfung das ohnehin nicht richtig funktionierende Immunsystem stören und eine Verschlechterung bzw. einen Krankheitsschub auslösen. In beiden Fällen wäre anschließend nicht einmal der Impfschutz garantiert.

Die meisten Homöopathen betrachten Impfungen mit großer Skepsis. Da für Kindergärten und Klassenreisen meist eine Tetanus-Impfung gefordert wird und auch bei Verletzungen in Kliniken sofort eine Tetanus-Impfung durchgeführt wird, empfehlen wir, Kinder zu einem selbstgewählten Zeitpunkt (beispielsweise mit 12 Monaten) gegen *Tetanus* impfen zu lassen. Ähnlich verhält es sich mit der *Poliomyelitis*-Impfung, die bei vielen Reisen ins Ausland gefordert wird. Die *Röteln*-Impfung sollte bei Mädchen in der Pubertät (nach vorheriger Antikörperbestimmung) und die *Mumps*-Impfung bei Jungen kurz vor der Pubertät durchgeführt werden.

Die wichtigsten Impfungen

Krankheit	**Tuberkulose**
Impfstoff	Lebendimpfstoff
Dauer des Impfschutzes	Impfschutz insgesamt unsicher
mögliche Komplikationen und Nebenwirkungen:	unter anderem Lymphknoten-Tbc, Hirnhautentzündung

Krankheit	**Diphtherie**
Impfstoff	abgeschwächtes Bakteriengift
Dauer des Impfschutzes	10 Jahre
mögliche Komplikationen und Nebenwirkungen	Fieber, Entzündung der Einstichstelle selten Hirnschädigungen

Krankheit	**Tetanus**
Impfstoff	abgeschwächtes Bakteriengift
Dauer des Impfschutzes	10 – 15 Jahre
mögliche Komplikationen und Nebenwirkungen	allgemeines Unwohlsein, Entzündung der Einstichstelle

Krankheit	**Keuchhusten**
Impfstoff	tote Bakterien
Dauer des Impfschutzes	5 Jahre
mögliche Komplikationen und Nebenwirkungen	Krämpfe, Hirnschäden, Lähmungen

Krankheit	**Poliomyelitis**
Impfstoff	Lebendimpfstoff
Dauer des Impfschutzes	10 Jahre
mögliche Komplikationen und Nebenwirkungen	Fieber, Magen-Darm-Beschwerden, Krämpfe und Lähmungen (auch bei Kontaktpersonen möglich)

Krankheit	**Haemophilus-influenza-Meningitis (HIB)**
Impfstoff	Totimpfstoff
Dauer des Impfschutzes	noch nicht bekannt
mögliche Komplikationen und Nebenwirkungen	Fieber, Nesselsucht, Entzündung der Einstichstelle (noch keine lange Beobachtungszeit)

Krankheit	**Masern**
Impfstoff	Lebendimpfstoff
Dauer des Impfschutzes	10 Jahre (noch keine ausreichenden Erfahrungen)
mögliche Komplikationen und Nebenwirkungen	flüchtiges Fieber mit Hautausschlag, bleibende Hirnschäden (Risiko 1 : 1 Mio.), Blutschädigungen

Krankheit	**Mumps**
Impfstoff	Lebendimpfstoff
Dauer des Impfschutzes	lebenslang
mögliche Komplikationen und Nebenwirkungen	Zuckerkrankheit (1 : 500 000), Hirnschäden (1: 1 Mio.), Hodenentzündung, Blutschädigung

Krankheit	**Röteln**
Impfstoff	Lebendimpfstoff
Dauer des Impfschutzes	20 Jahre
mögliche Komplikationen und Nebenwirkungen	Schädigung des Ungeborenen bei schwangeren Frauen, selten Hirnschädigungen

Krankheit	**Hepatitis B (durch Blut übertragene Gelbsucht)**
Impfstoff	Totimpfstoff
Dauer des Impfschutzes	individuell
mögliche Komplikationen und Nebenwirkungen	Entzündungsreaktion, rheumatische Symptome, Schwindelgefühl
Krankheit	**Hepatitis A (ansteckende Gelbsucht)**
Impfstoff	Totimpfstoff
Dauer des Impfschutzes	noch nicht bekannt
mögliche Komplikationen und Nebenwirkungen:	(erst seit kurzer Zeit im Handel, aber schon schwerwiegende Impfreaktionen bis hin zu Lähmungen! Die Hepatitis A selbst verläuft oft langwierig, aber fast immer harmlos!)
Krankheit	**Grippe**
Impfstoff	Totimpfstoff (eine Mischung von potentiellen Grippe-Erregern)
Dauer des Impfschutzes	nur 1 Jahr
mögliche Komplikationen und Nebenwirkungen	grippeähnliche Symptome, Autoimmunkrankheiten, Lähmungserscheinungen
Krankheit	**FSME (Zecken-Hirnhautentzündung)**
Impfstoff	Lebendimpfstoff

Dauer des Impfschutzes	3 Jahre
mögliche Komplikationen und Nebenwirkungen	Hirnhautreizung, Gehirnentzündung, Lähmungen relativ häufig

(Die Tabelle erhebt keinen Anspruch auf Vollständigkeit.)

Kann man Impfschäden homöopathisch behandeln?

Die homöopathischen Behandlungserfolge bei Impfschäden sind recht gut. Wenn es sich um harmlose Folgeerscheinungen wie Durchfall handelt, können Sie einen Behandlungsversuch mit **Thuja** C30 (einmalig ein Kügelchen) machen. Bei tiefergehenden Veränderungen wie Infektanfälligkeit, motorischen Störungen, Wesensveränderungen oder anderen chronischen Krankheiten sollte die Behandlung immer durch einen erfahrenen Homöopathen erfolgen.

Unfälle

Sofortmaßnahmen
(siehe auch unter Schock, Prellung oder
Sturz auf Körperteile, Verbrennungen)

Herkömmliche Erste-Hilfe-Maßnahmen können wir im Rahmen dieses Buches nicht erläutern, weil dazu praktische Anleitung notwendig ist. Bitte informieren Sie sich selbst bei den zuständigen Stellen (beispielsweise beim Roten Kreuz) über Kursangebote. Es gibt auch spezielle Kurse für Erste Hilfe bei Kindern.

Selbstverständlich werden Sie bei schwereren Unfällen (wie zum Beispiel bei starker Blutung oder Bewußtlosigkeit) ärztliche Hilfe rufen. Bis zum Eintreffen des Rettungswagens oder des Notarztes können Sie aber in vielen Fällen homöopathische Erste Hilfe leisten:

Bewußtlosigkeit oder Benommenheit nach einem Unfall

Das Kind ist nicht ansprechbar oder reagiert nur bedingt auf Ansprache. Mögliche Ursachen sind: Schädel-Hirn-Trauma, Schädelbruch, Kreislaufschwäche, auch infolge von Schreck oder Furcht, schwere innere Verletzungen.

Bei Benommenheit oder Bewußtseinstrübung sollten Sie das Kind lieber nicht selbst transportieren, sondern den Notarzt rufen. Geben Sie **Arnica** C30 und bei einem Sturz aus großer Höhe **Millefolium** C30, jeweils ein bis zwei Kügelchen.

Bei *Erbrechen oder Kopfschmerzen* nach einem Unfall

kann es sich um eine Gehirnerschütterung handeln. Im Krankenhaus muß ein Schädelbruch oder eine innere Blutung ausgeschlossen werden. Geben Sie ein bis zwei Kügelchen **Arnica** C30.

Verbrennungen

Wenn eine Verbrennung die Größe der Handfläche des Kindes übersteigt, müssen Sie ein Krankenhaus aufsuchen, auch wenn die Verbrennung zunächst noch harmlos aussieht. Verabreichen Sie sofort ein Kügelchen **Cantharis** C30.

Knochenbruch

Wenn das verletzte Kind einen Körperteil festhält und jede Berührung oder Bewegung vermeidet, könnte es sich um einen Knochenbruch oder eine Gelenkverletzung handeln.

Geben Sie **Arnica** C30, ein bis zwei Kügelchen, besonders wenn der betroffene Körperteil schnell einen Bluterguß entwickelt. Stehen dagegen die Schmerzen im Vordergrund, geben Sie **Ruta graveolens** C30.

Obwohl Beschwerden, die mechanisch hervorgerufen wurden (wie Schlag, Stoß, Sturz), oft auch mechanisch geheilt werden müssen (Ruhigstellen, Eingipsen, Operation), können auch in diesen Fällen passende homöopathische Medikamente übermäßige Schmerzen und Reaktionen mildern und die Heilung deutlich beschleunigen.

Für den Fall, daß nach einem Unfall psychische Folgen zurückbleiben oder sich das Kind nicht wieder erholt, suchen Sie bitte Ihre Homöopathin oder Ihren Homöopathen auf.

Schock

Jede Art von Schock muß zunächst als lebensbedrohlicher Zustand betrachtet werden und bedarf so schnell wie möglich ärztlicher Hilfe. Um wirksame Erste Hilfe leisten zu können, ist es wichtig zu verstehen, was mit dem Organismus im Schockzustand passiert. Es gibt drei verschiedene Arten von Schockzuständen:

Blutungsschock

Bei starkem Blutverlust, wie bei großen Knochenbrüchen oder inneren Verletzungen, sorgt der Organismus dafür, daß die lebenswichtigen Organe (Gehirn, Herz, Lunge, Nieren) auf jeden Fall ausreichend mit Blut und Sauerstoff versorgt werden. Die Durchblutung der weniger wichtigen Regionen (Arme, Beine, Haut) wird eingeschränkt.

Der Verletzte sieht sehr blaß aus, ist aber meist bei vollem Bewußtsein. Nase, Arme und Beine sind blaß und kalt, der Puls geht schnell und flach.

Bringen Sie den Verletzten in Schocklage: Kopf tief, Beine hoch. Damit unterstützen Sie die Sauerstoffversorgung von Herz und Gehirn.

Allergischer Schock (siehe auch unter Wespenstich)

Durch eine übermäßige allergische Reaktion (zum Beispiel durch einen Insektenstich) erweitern sich alle Blutgefäße, und das Blut »versackt« in der Peripherie. Das Gehirn hat dann für kurze Zeit zu wenig Sauerstoff, und das kann zur Bewußtlosigkeit führen.

Bringen Sie den Patienten in Schocklage (Kopf tief, Beine hoch). Wenn es sich um einen Insektenstich handelt, geben Sie sofort ein bis zwei Kügelchen **Carbolicum acidum** C30 oder (wenn nicht vorhanden) **Apis** C30.

Schock im Sinne von Schreck

Nach einem größeren Unfall ist es oft nicht leicht zu unterscheiden, ob ein Beteiligter so blaß aussieht, weil er verletzt ist, oder ob ihm nur der »Schreck in die Glieder gefahren« ist. Nach größeren Verletzungen verspürt ein Unfallbeteiligter anfangs oft keine Schmerzen, läuft unruhig umher und sagt, es sei alles in Ordnung.

- Versuchen Sie, beruhigend auf den Betroffenen einzuwirken, und bleiben Sie an seiner Seite.
- Bestehen Sie darauf, daß er oder sie zur Untersuchung ins Krankenhaus gebracht wird. Erst dann kann man sicher sagen, ob es sich wirklich nur um einen »Schreckschock« handelt.
- Geben Sie auf Verdacht ein Kügelchen **Arnica** C30 (das wichtigste Verletzungs- und Schockmittel).

Ein Schockerlebnis ist manchmal nur schwer zu verarbeiten. Die seelischen Folgeerscheinungen lassen sich homöopathisch gut behandeln:

- **Aconitum** C30, wenn das Kind unter großer Angst und Unruhe leidet, schlecht schläft oder schlimme Alpträume hat.
- **Opium** C30, wenn das Kind ausgesprochen schreckhaft ist, sonst aber eher abgestumpft und wesensverändert wirkt.

Kopfverletzungen

Die meisten Stürze auf den Kopf verlaufen glücklicherweise glimpflich und bedürfen keiner Behandlung.

- Wenn das Kind auch nur für kürzeste Zeit bewußtlos war oder aus Ohren oder Nase Blut oder wäßriges Sekret läuft, muß auf jeden Fall im Krankenhaus eine Röntgenuntersuchung durchgeführt werden. Bei einem Schädelbruch kann es zu gefährlichen inneren Blutungen kommen.
- Platzwunden müssen so schnell wie möglich im Krankenhaus oder beim praktischen Arzt geklebt oder genäht werden.
- Sie können in jedem Fall ein Kügelchen **Arnica** C30 geben, um inneren Blutungen oder Schwellungen vorzubeugen.

Bei fortdauernden Kopfschmerzen, Schwindel oder Übelkeit nach einer *Gehirnerschütterung* geben Sie nochmals **Arnica** C30.

Krampfanfälle oder Wesensveränderungen als Spätfolgen

von Kopfverletzungen sollten nur von erfahrenen Homöopathen behandelt werden.

Augenverletzungen

Verletzungen der Augen müssen immer fachärztlich versorgt werden, da Erblindungsgefahr besteht. Wenn Chemikalien in das Auge gelangt sind, ist es wichtig, sofort mit viel Wasser zu spülen. Bei Verletzungen mit spitzen Gegenständen oder durch stumpfen Schlag können Sie parallel zur ärztlichen Behandlung eine Dosis **Symphytum** C30 geben.

Nasenbluten

Nasenbluten, ob nach Verletzungen oder aus innerer Ursache, hört im allgemeinen nach kurzer Zeit von selbst auf. Drücken Sie das betreffende Nasenloch zu, und legen Sie eine kalte Kompresse in den Nacken.

Bei starkem Nasenbluten nach einem Schlag auf die Nase geben Sie **Arnica** C30.

Wenn das Nasenbluten spontan auftritt oder nach einer Mandel- oder Polypenoperation geben Sie **Phosphorus** C30.

Wenn das Nasenbluten häufiger auftritt oder zu einer Schwächung des Kindes führt, sollte es konstitutionell behandelt werden.

Verletzungen von Zunge und Lippen

Diese sehr schmerzhaften Verletzungen sollten Sie im akuten Zustand mit **Hypericum** (dem Mittel für Nervenverletzungen) behandeln, da es sich hier um nervenreiches Gewebe handelt. Bei größeren Wunden suchen Sie bitte das Krankenhaus auf. Auf dem Weg dorthin können Sie als Erste Hilfe ein Kügelchen **Hypericum** C30 verabreichen. Wenn die Schmerzen hartnäckig sind, lösen Sie ein bis zwei Kügelchen in einem halben Glas Wasser auf, rühren mit einem Plastiklöffel um und geben dem Kind alle fünf bis zehn Minuten einen Löffel voll bis zur Besserung.

Sollte die Einnahme aufgrund der Verletzung an der Zunge nicht möglich sein, reicht es aus, die Lippen mit dem im Wasser aufgelösten Mittel leicht zu benetzen. Wiederholen Sie die Anwendung, wenn sich die Beschwerden in den folgenden Tagen oder Stunden wieder verstärken. Sollte das Mittel nicht helfen, geben Sie dem Kind **Arnica** C30 auf dieselbe Weise.

Zur besseren Wundheilung können Sie zusätzlich Spülungen mit Calendula-Urtinktur, zehn Tropfen auf ein halbes Glas Wasser, vornehmen, sobald der Zustand des Kindes eine solche Behandlung erlaubt. Verletzungen der Schleimhaut im Mund- und Rachenbereich werden auch mit Calendulatinktur behandelt (zehn Tropfen auf ein halbes Glas Wasser). Größere Kinder können damit gurgeln oder den Mund spülen. Kleinen Kindern träufeln Sie einen Teelöffel verdünnter Tinktur über die Wunde.

Verletzungen der Wirbelsäule

Wirbelsäulenverletzungen im Bereich der Hals-, Brust- und oberen Lendenwirbelsäule sind immer mit der Gefahr einer Querschnittslähmung verbunden und gehören nur in die Hände von erfahrenen Ärzten.

Vermeiden Sie jede Bewegung des Kindes, wenn es nach einem Unfall über starke Rückenschmerzen oder über Gefühllosigkeit in Armen oder Beinen klagt.

Das homöopathische Erste-Hilfe-Mittel bei Nervenverletzungen ist **Hypericum** und kann in diesen Fällen vorbeugend als Einmaldosis C30 gegeben werden. Es hilft auch bei Beschwerden durch ein Halswirbelsäulen-Schleudertrauma (zum Beispiel nach einem Auffahrunfall) und nach einem Steißbeinbruch, der sonst sehr schmerzhaft ist.

Knochenverletzungen

Knochenbrüche sind bei Kindern manchmal schwer zu erkennen. Achten Sie darauf, ob das Kind eine Schonhaltung einnimmt oder seine Bewegungen eingeschränkt sind. Auch wenn ein Knochenbruch von ärztlicher Seite ausgeschlossen wurde, können nach einem Unfall Schmerzen am Knochen das Kind sehr in Mitleidenschaft ziehen. Nicht der Knochen selbst ist es, der dann so schmerzt, sondern die äußerst sensible Knochenhaut, besonders an Stellen, die nicht so gut von Haut und Muskulatur geschützt sind (beispielsweise Schienbein, Beckenschaufel, Schambein oder Gelenkknöchel).

Geben Sie ein bis zwei Kügelchen **Ruta graveolens** C30. Wenn die Schmerzen später wieder auftreten, können Sie die Gabe wiederholen.

Sollten nach **Ruta graveolens** immer noch Schmerzen zurückbleiben oder ein Knochenbruch nicht gut heilen, ist **Symphytum** angezeigt: **Symphytum** C6 täglich zweimal ein Kügelchen bis zur Besserung, jedoch nicht länger als zwei bis drei Wochen. Wenn auch danach noch keine Besserung eingetreten ist, handelt es sich um eine konstitutionelle Schwäche, die von einem Homöopathen behandelt werden muß.

Verrenkungen und Verstauchungen der Gelenke

Bei akuten Verstauchungen, zum Beispiel durch Umknicken beim Sport, geben Sie als erstes **Arnica** C30, wenn jede Bewegung schmerzt und starke Berührungsempfindlichkeit besteht. **Bryonia** C30 ist angezeigt, wenn das betroffene Gelenk festgehalten werden muß, um jede Erschütterung und Bewegung zu vermeiden. Typisch sind stechende Schmerzen. Bei Verlangen nach warmen Anwendungen und Besserung durch leichte Bewegung hilft **Rhus toxicodendron** C30.

Wenn der Schmerz mehr in den Knochen sitzt oder in späteren Stadien, ist **Ruta graveolens** C30 angezeigt.

Es gibt Kinder, die ohne Grund immer wieder umknicken. Hier liegt eine *konstitutionelle Gelenkschwäche* vor, die einer konstitutionellen homöopathischen Behandlung bedarf .

177

Verletzungen von Muskulatur und Haut

Bei größeren, stark blutenden oder tiefen Verletzungen (siehe Verletzungen durch Schnitt-, Stich- und Bißverletzungen; Verletzungen durch Fremdkörper) suchen Sie ein Krankenhaus auf. Schnitt- oder Platzwunden müssen eventuell genäht werden.

Das Hauptmittel bei Verletzungen von Muskulatur und Haut ist **Arnica.** Es hat sich bei der Behandlung von Prellungen mit folgenden Symptomen bewährt: Der betroffene Teil fühlt sich wund an, wie zerschlagen. Durch Berührung oder Druck verschlimmern sich die Schmerzen drastisch. Bald nach dem Stoß oder Schlag bildet sich eine Schwellung und dann ein Hämatom (»blauer Fleck«). Auch blutende Wunden können gut mit **Arnica** behandelt werden. Geben Sie ein bis zwei Kügelchen **Arnica** C30 in den Mund. Sollten nach einiger Zeit wieder Beschwerden auftreten, wiederholen Sie die Mittelgabe.

Eine Desinfektion ist bei oberflächlichen Wunden nicht erforderlich. Sie sollten insbesondere quecksilberhaltige oder stark jodhaltige Präparate meiden.

Naturheilkundlicher Tip:

Bei Hautverletzungen oder schmerzhaften Schürfwunden (die obere Hautschicht ist besonders nervenreich und deshalb sehr sensibel), ist Calendula ein wertvolles Heilmittel. **Calendula**-Urtinktur wird immer verdünnt angewendet, um eine zu starke Reizwirkung auf das verletzte Gewebe zu vermeiden: Zehn Tropfen Tinktur auf ein halbes Glas kaltes Wasser, mit einem Plastiklöffel umrühren und dem Kind feuchtnasse Umschläge mit Wundgaze machen.

Auch wenn der Verband mit der Wunde verklebt ist, eignen sich nasse Umschläge mit Calendula, um ihn zu lösen. Mit Ringelblume behandelte Wunden heilen schneller, und die Narbenbildung ist geringer.

Bei sehr kleinen Kindern ist es ratsam, die Gaze nur in der Mitte anzufeuchten, die Ränder aber trocken zu lassen und mit geeignetem Pflaster auf die gesunde Haut zu kleben. Dadurch können sich die Kinder bewegen, ohne daß die Auflage verrutscht. Sie brauchen sie nicht zu wechseln, sondern tropfen einfach wieder etwas Calendulawasser in die Mitte der Gaze.

Bei verkrusteten Wunden können Sie morgens und abends auf die gesunde Haut direkt am Rand der Krusten ein wenig Calendula-Creme auftragen. Achten Sie darauf, daß in der Salbe einzig Ringelblume enthalten ist, nicht etwa noch Kamille oder potenzierte Substanzen.

Anwendungen mit Calendula können täglich zwei- bis dreimal wiederholt werden, bis die Wunde keine Rötung und Schwellung mehr aufweist.

Verletzungen von Fingern und Zehen

Das Hauptmittel bei Verletzungen der Finger- und Zehenspitzen ist **Hypericum** C30, ein bis zwei Kügelchen, sowohl bei Quetschungen als auch bei Verletzungen des Nagels oder Verletzungen durch Fremdkörper. Bei tieferen Verletzungen sollten Sie ärztliche Hilfe in Anspruch nehmen.

Verletzungen der Genitalien

Bei Mädchen sind natürliche Verletzungen selten, außer Sturz auf das Schambein (siehe Knochenverletzungen).

Bei Verletzungen der Scheide durch Mißbrauch kann **Staphisagria** C30, ein bis zwei Kügelchen, helfen, den Schock besser zu verarbeiten. Holen Sie sich Rat von professioneller Seite (Pro Familia, Frauengesundheitszentrum, Gynäkologin, Psychotherapeutin), wie Sie dem Mädchen zusätzlich noch helfen können.

Nach einer Prellung der Hoden ist **Conium** C30 angezeigt.

Ein plötzlicher starker Schmerz im Hoden, der beim Toben ohne äußere Einwirkung eintritt, kann Zeichen für eine *Hodentorsion* sein. Dabei dreht sich der Hoden um den Samenstrang und schnürt die Blutzufuhr ab. Das ist anfangs sehr schmerzhaft, der Schmerz läßt allerdings von allein nach einiger Zeit nach, ohne daß die Gefahr vorüber ist. Hier muß innerhalb weniger Stunden operiert werden, damit der Hoden nicht abstirbt.

Bei einer Verletzung, die mit einer Demütigung verbunden ist, zum Beispiel ein gezielter Tritt in die Genitalien, hilft **Staphisagria** C30, ein bis zwei Kügelchen.

Bei plötzlich auftretenden Schmerzen der Hoden (mit oder ohne Unfall) sollten Sie sofort das Krankenhaus aufsuchen.

Verletzungen durch Fremdkörper

Da Kleinkinder alles, was Ihnen in die Hände gerät, gern in den Mund nehmen, kommt es häufig vor, daß unverdauliche Dinge verschluckt werden. Alles, was in den Magen und den Darm gelangt – selbst spitze Gegenstände –, ist im allgemeinen ungefährlich und wird auf natürlichem Wege wieder ausgeschieden. Zur Unterstützung und schnelleren Passage sollten Sie dem Kind viel faserreiche Nahrung (zum Beispiel Sauerkraut, Müsli, Salat) zu essen geben. Ziehen Sie im Zweifel Ihren Kinderarzt zu Rate.

Gefährlicher ist es, wenn das Kind sich an einem Fremdkörper, zum Beispiel einer Fischgräte, einer Perle oder einer Erdnuß, verschluckt. Am Husten oder Erstickungsgefühl können Sie erkennen, daß der Fremdkörper in den Kehlkopf oder in die Luftröhre geraten ist.

Heben Sie das Kind sofort an den Beinen hoch, und klopfen Sie ihm kräftig auf den Rücken. Meist kann der verschluckte Fremdkörper dann wieder abgehustet werden. Sollten Sie unsicher sein, ob sich noch etwas im Rachen oder in der Luftröhre befindet, lassen Sie sich ärztlich beraten. Manchmal ist eine Röntgenaufnahme unerläßlich.

Auch kleine Gegenstände, die Kinder sich in Nase oder Ohren stecken, können oft nicht ohne ärztliche Hilfe wieder entfernt werden. Insekten, die sich ins Ohr verirrt haben, können Sie mit einer Taschenlampe wieder herauslocken.

Chronischer Husten bei kleinen Kindern kann auch ein Zeichen für einen verschluckten Fremdkörper in den Bronchien sein.

181

Schnitt-, Stich- und Bißverletzungen

Größere *Schnittwunden* müssen, wenn die Wundränder sauber sind, genäht werden. Decken Sie die Wunde bis zur endgültigen Versorgung mit einem sterilen oder zumindest sauberen Tuch ab. Desinfektionsmaßnahmen sind nicht sinnvoll!

Bei *Folgen von Schnittverletzungen* (sowohl seelisch wie auch körperlich) und nach Operationen mit größerem Schnitt, geben Sie einmalig ein bis zwei Kügelchen **Staphisagria** C30.

Bei *Glassplitterverletzungen* bleiben manchmal trotz chirurgischer Versorgung kleine Splitter im Fleisch zurück. In diesen Fällen – und auch bei tiefsitzenden *Holzsplittern* – können Sie dem Kind durch die Gabe von täglich einem Kügelchen **Silicea** D12 eine weitere Operation ersparen. Der Splitter eitert dadurch meist von selbst heraus.

Stichverletzungen können durch spitze Gegenstände oder durch Insekten hervorgerufen werden. Versuchen Sie, den Stachel oder die Spitze mit einer Pinzette aus der Wunde zu entfernen, und lassen Sie die Wunde ein wenig bluten. (Sehr feine Kaktusstacheln lassen sich mit Hilfe von Klebstoff zum Beispiel Uhu® entfernen.) Sollte es Komplikationen bei der Heilung oder Spätfolgen geben, verabreichen Sie eine Dosis **Ledum** C30, das wichtigste Mittel bei Stichverletzungen.

Bei *Insektenstichallergie* mit starkem Anschwellen des Stiches ist **Apis** C30, bei *allergischem Schock* (siehe auch unter Schock) **Carbolicum acidum** C30 angezeigt.

Suchen Sie so schnell wie möglich einen Arzt auf, wenn das Kind in Mund oder Rachen gestochen wurde oder wenn sich Zeichen eines allergischen Schocks (Kreislaufkollaps, Zuschwellen des Halses) zeigen.

Bißverletzungen durch Zecken sind im allgemeinen harmlos. Zecken können allerdings auch Krankheiten übertragen. Eine davon ist die sogenannte *Lyme-Krankheit (Borreliose).* Sie wird durch bestimmte Bakterien hervorgerufen und beginnt meist mit einem ringförmigen Hautausschlag um den Stich, der sich langsam vergrößert. Später kann es zu schweren Allgemeinerscheinungen wie Fieber und Gelenkschmerzen kommen. Für diese Krankheit gibt es keine Impfung. Wenn die Behandlung durch einen erfahrenen Homöopathen nicht schnell anschlägt, muß mit Antibiotika behandelt werden.

Die andere von Zecken übertragbare Krankheit ist die sogenannte *Frühsommermeningoenzephalitis (FSME),* eine Form der Hirnhautentzündung. Sie wird durch Viren ausgelöst und kommt nur selten und in ganz bestimmten Gebieten vor. Im Frühling und Sommer wird viel für die entsprechende Impfung geworben. Wir raten von der Impfung ab, da das Risiko schwerwiegender Impfkomplikationen (Hirnhautentzündung, Lähmungen) in der gleichen Größenordung liegt wie das Risiko, an FSME zu erkranken (siehe S.160, Impfungen). Auch für Spätfolgen von Zeckenbissen wie Hautverdickungen oder wandernder Hautausschlag ist **Ledum** das wichtigste Mittel (im allgemeinen reicht eine Gabe **Ledum** C 30).

Zecken entfernt man, indem man sie zunächst für fünf Minuten in einem dicken Tropfen Öl erstickt und dann das ganze Tier mit einer Pinzette entgegen dem Uhrzeigersinn herausdreht.

Hunde-, Katzen- und Menschenbißverletzungen dürfen grundsätzlich nicht genäht oder geklammert werden, damit eventuell eingedrungener Schmutz oder Krankheitserreger nicht eingeschlossen werden. Geben Sie als erstes Mittel **Ledum** C30. **Lachesis** C30 ist angezeigt, wenn die Wunde und deren Umgebung sich dunkel verfärbt oder die Wunde nicht heilen will.

Verbrennungen und Verbrühungen

Die Gefährlichkeit von Verbrennungen und Verbrühungen bei kleinen Kindern darf nicht unterschätzt werden. Im ersten Moment, wenn das Kind schreit, ist außer einer Hautrötung meist noch nichts zu sehen. Das ganze Ausmaß und die Tiefe der Verbrennung zeigen sich im allgemeinen erst später. Als erste Maßnahme wird oft die betroffene Stelle mit kaltem Wasser ausgiebig gekühlt. Das lindert im Moment die Schmerzen, hat aber eine Gegenregulation mit starker Überwärmung zur Folge, wodurch die Schmerzen sich dann verstärken. Wir empfehlen daher leicht angewärmtes Wasser.

Eine Verbrennung, die nur 10 Prozent der Körperoberfläche umfaßt, kann bereits lebensgefährlich sein und muß intensivmedizinisch behandelt werden!
Rufen Sie einen Krankenwagen,

- wenn die betroffene Hautstelle größer ist als die Hand des Kindes,
- wenn Zeichen eines Schocks bestehen,
- wenn die Haut verkohlt oder ganz weiß (verbrüht) aussieht,
- wenn es sich um eine Stromverletzung handelt.
- Versuchen Sie auf keinen Fall, anhaftende Kleidung zu entfernen.

Sie können sofort 1 Kügelchen **Cantharis** C30 geben, um damit Schmerzen zu lindern und starke Blasenbildung zu verhindern. Bei brennenden Schmerzen, verbunden mit großer Unruhe, Frösteln und Angst, ist **Arsenicum album** C30 (einmalig ein Kügelchen) angezeigt.

Wenn die Verbrennungswunde schlecht heilt oder bei Spätfolgen nach Verbrennungen hat sich **Causticum** C30 (einmalig ein Kügelchen) bewährt.

Naturheilkundlicher Tip:

Ein bewährtes Mittel für schnellere Heilung nach kleineren Verbrennungen ist eine Paste aus veraschter Baumwollwatte und Olivenöl:

Verbrennen Sie eine Packung reiner Baumwollwatte (niemals Viskose oder andere Watte benutzen) zu Asche und rühren Sie in diese soviel Olivenöl (aus dem Naturkostladen) ein, bis eine schwarze Paste entsteht. Diese wird direkt auf die Verbrennungsstelle aufgetragen, nachdem die ersten Schmerzen vorüber sind und das Ausmaß der Verbrennung deutlich sichtbar geworden ist. Die Paste trocknet bald an und soll nicht erneuert werden, sondern bleibt auf der Wunde, bis sie von selbst abfällt. Sie können die Wunde mit einer Gaze locker bedecken und am Rand auf der gesunden Haut mit hautfreundlichem Pflaster befestigen, um sie vor Stößen oder Verunreinigungen zu schützen.

Übersicht über die wichtigsten Verletzungsmittel

Arzneimittel	**Apis**
Art der Verletzung	Insektenstich, allergische Reaktion
Charakteristika	brennende Schmerzen, starke Rötung, wäßrige Schwellung, Hitzegefühl, Verlangen nach Kühlung und kalten Anwendungen, Unruhe
Dosierung	D6 zwei- bis dreimal täglich 1-2 Kügelchen

Arzneimittel	**Arnica**
Art der Verletzung	alle stumpfen Verletzungen, Prellung, Schlag, Stoß, Quetschung, Sturz, Gehirnerschütterung, innere Blutungen, Schreck nach Unfall
Charakteristika	Schmerzen, Schwellung, Blutung, Bluterguß, Gefühl von Zerschlagenheit, große Berührungsempfindlichkeit, Berührungsangst, Benommenheit
Dosierung	C30 einmalig 1-2 Kügelchen

Arzneimittel	**Bryonia**
Art der Verletzung	Verstauchung
Charakteristika	stechende Schmerzen bei der geringsten Bewegung oder bei Erschütterung, der verletzte Teil wird festgehalten
Dosierung	C30 einmalig 1-2 Kügelchen

Arzneimittel	**Calendula**
Art der Verletzung	Hautverletzungen, Schürfwunden, Verletzung der Schleimhäute
Charakateristika	—
Dosierung	**Calendula**-Urtinktur, 10 Tropfen auf ein halbes Glas Wasser, für Umschläge oder Spülungen.

Arzneimittel	**Cantharis**
Art der Verletzung	Verbrennung
Charakteristika	brennende Schmerzen, Schwellung, Rötung, Blasenbildung
Dosierung	C30 einmalig 1–2 Kügelchen

Arzneimittel	**Hypericum**
Art der Verletzung	Verletzung von nervenreichem Gewebe (Finger- und Zehenspitzen, Zunge, Lippen, Wirbelsäule, Steißbein, Gehirn)
Charakteristika	große Schmerzen, Nervenschmerzen, Mißempfindungen
Dosierung	C30 einmalig 1–2 Kügelchen

Arzneimittel	**Lachesis**
Art der Verletzung	Bißwunden, schlecht heilende Wunden
Charakteristika	bläuliche Verfärbung, Blutungs- oder Thromboseneigung
Dosierung	C30 einmalig 1–2 Kügelchen

Arzneimittel	**Ledum**
Art der Verletzung	Biß- oder Stichverletzungen (mechanisch oder durch Tiere)

Charakteristika	Wunde blutet kaum, Wundinfektion, Spätfolgen wie Vereiterung oder Hautausschlag
Dosierung	C30 sofort nach der Verletzung (einmalige Gabe von 1–2 Kügelchen)

Arzneimittel	**Millefolium**
Art der Verletzung	Sturz aus großer Höhe
Charakteristika	Benommenheit, Schmerzen, große Blutergüsse
Dosierung	C30 einmalig 1-2 Kügelchen

Arzneimittel	**Phosphorus**
Art der Verletzung	stark blutende Wunden, Nasenbluten
Charakteristika	hellrote Blutung
Dosierung	C30 einmalig 1–2 Kügelchen

Arzneimittel	**Rhus toxicodendron**
Art der Verletzung	Verstauchung, Verrenkung von Gelenken, Sehnenverletzung
Charakteristika	Beginn der Bewegung schmerzhaft, fortgesetzte Bewegung bessert; empfindlich auf Kälte und Feuchtigkeit
Dosierung	C30 einmalig 1-2 Kügelchen

Arzneimittel	**Ruta graveolens**
Art der Verletzung	Knochen oder Knochenhautverletzung, Sehnenverletzung
Charakteristika	schweres, zerschlagenes Gefühl; Schmerzen besser durch Bewegung, berührungsempfindlich
Dosierung	C30 einmalig 1-2 Kügelchen

Arzneimittel	**Silicea**
Art der Verletzung	Verletzung durch Splitter oder Fremdkörper, Vereiterung nach Verletzung
Charakteristika	hilft, den Fremdkörper herauszubefördern
Dosierung	D12 einmal täglich 1–2 Kügelchen, nur bis zum Beginn der Eiterung nehmen

Arzneimittel	**Staphisagria**
Art der Verletzung	Schnittverletzung, Verletzung mit Demütigung
Charakteristika	konstitutionelle Folgen von Schnittverletzungen und Demütigungen
Dosierung	C30 einmalig 1–2 Kügelchen

Arzneimittel	**Symphytum**
Art der Verletzung	Knochenverletzung; Verletzung des Augapfels
Charakteristika	starke Schmerzen, Berührungsempfindlichkeit; schlechte Heilung bei Knochenbrüchen
Dosierung	C30 bei Augenverletzung einmalig 1–2 Kügelchen, D6 zweimal täglich 1–2 Kügelchen bei schlecht heilenden Knochenbrüchen

Sonnenstich, Sonnenbrand, Folgen von übermäßiger Hitze

Die wichtigste Maßnahme nach zuviel Sonne besteht darin, das Kind sofort aus der Sonne in den Schatten zu bringen, am besten an einen kühlen Ort. Verbrennungen durch Sonne können für Kinder lebensbedrohliche Folgen haben.

Bei starken Kopfschmerzen, Schwindel oder Übelkeit, Fieber, starker Hautrötung oder Blasenbildung muß das Kind sofort ins Krankenhaus. Als Erste Hilfe geben Sie dem Kind warme Getränke, damit die Schweißbildung einsetzt und dadurch die Temperatur sinkt.

Um Sonnenschäden zu vermeiden, sollten Kinder im Sommer immer einen Hut tragen, an exponierten Stellen mit Sonnencremes (Lichtschutzfaktor 12 oder höher) eingecremt werden und nie zu lange der prallen Sonne ausgesetzt sein. Ein Kind mit Neigung zu Sonnenbrand oder Sonnenstich muß die Sonne auf Dauer meiden.

Naturheilkundlicher Tip:

Bei leichtem Sonnenbrand hilft das Einreiben mit Essigwasser (1:1 verdünnt).

Folgen von Sonnenbestrahlung

Arzneimittel	**Glonoinum**
Ursache	krankhafte Folgen von Sonnenbestrahlung, von reflektierendem Schnee, von Überhitzung, besonders am Kopf; Hitzschlag, Sonnenstich
Charakteristika	extreme Kopfschmerzen, als wolle der Kopf platzen; Kind hält den Kopf mit den Händen fest, kann sich nicht hinlegen; stierer Blick
Gemütslage	benommen
Verschlechterung	Sonne, Hitze, Bewegung, heißes Wetter
Besserung	Kälte, kalte Anwendungen, frische Luft, Anheben des Kopfes
Dosierung	C30 1–2 Globuli in Wasser auflösen, anfangs alle 10 Minuten ein Löffelchen geben

Arzneimittel	**Belladonna**
Ursache	Sonnenstich und Folgen von Sonnenbestrahlung
Charakteristika	brennende Hitze, Röte, Trockenheit von Haut und Schleimhäuten, klopfende, drückende Kopfschmerzen; das Kind wälzt den Kopf hin und her; Pupillen vergrößert, Augen gerötet; sehr licht-, hitze-, geräusch- und zugempfindlich
Gemütslage	ruhelos
Verschlechterung	Hitze, Sonnenhitze, Berührung, Licht, Geräusche
Besserung	Ruhe

Dosierung	C30 1–2 Globuli in Wasser auflösen, anfangs alle 10 Minuten ein Löffelchen geben

Vergiftungen und Verätzungen

Bei allen versehentlich eingenommenen Giften muß sofort versucht werden, mit einer Feder oder Zahnbürste Erbrechen zu provozieren. Ein Teil des eingenommenen Stoffes (zum Beispiel die Tablettenpackung, Pflanzenreste oder das Erbrochene) sollte für eventuelle Untersuchungen aufbewahrt werden. Am sichersten ist es, für weitere Anweisungen die Giftzentrale (siehe Anhang) anzurufen oder sofort ins Krankenhaus zu fahren.

Verätzungen durch Haushaltsreiniger und Säuren sind lebensgefährlich. Das Kind muß sofort reichlich Leitungswasser trinken und ins Krankenhaus gebracht werden. Ausnahme: bei schaumbildenden Chemikalien, wie Spülmittel, darf kein Wasser getrunken werden.

(Lebensmittelvergiftung siehe Erbrechen und Durchfall, S. 90.)

Das Kind leert versehentlich eine Flasche mit homöopathischen Kügelchen

Leider kommt so etwas immer wieder vor, besonders bei ein- bis dreijährigen Kindern, die mit Begeisterung im Haushalt auf Entdeckungsreise gehen.

Als Erste Hilfe (zur Antidotierung) empfehlen wir folgende Maßnahmen:

- dem Kind Kamillentee zu trinken geben und
- ein Bad mit einem campherhaltigen Zusatz (Pinimenthol® o. ä.).

Durch diese Maßnahmen können unerwünschte (fast immer aber ungefährliche) Arzneimittelwirkungen meist vermieden werden. Am besten wiederholen Sie die Anwendung drei Tage lang täglich.

Bei auffälligen Verhaltensänderungen (zum Beispiel nach Einnahme von höheren Potenzen ab C200) sollten Sie Ihre Homöopathin oder Ihren Homöopathen aufsuchen.

Seelische Ausnahmesituationen

Verhaltensauffälligkeiten oder *chronische Schlafstörungen* beim Kind sollten grundsätzlich nicht von den Eltern behandelt werden, weil sie fast immer mit der komplexen Familiendynamik verbunden sind. Eine Selbstbehandlung kommt nur in solchen Fällen in Frage, die eindeutig durch ein äußeres Ereignis ausgelöst wurden.

Schlaflosigkeit

Wenn ein Kind nach einem aufregenden Tag mit zu vielen Eindrücken und zu viel Freude nicht einschlafen kann, hilft meist ein Kügelchen **Coffea** D6.

Schock

Es gibt Erlebnisse, die einen Menschen so plötzlich, unvorbereitet und tief bis ins Mark treffen, daß er danach vollkommen verändert erscheint. In erster Linie kommen **Aconitum** C30 oder **Opium** C30 (einmalig ein Kügelchen) in Frage.

Heimweh

Ein Behandlungsversuch mit einer Dosis **Ignatia** C30 oder **Capsicum** C30 (je nach Symptomatik) ist möglich, oft hilft aber nur eine konstitutionelle Behandlung.

Kummer

Sensible Kinder können den Tod eines Haustieres oder gar eines vertrauten Menschen nicht ohne weiteres überwinden. Es ist wichtig, daß Sie als Eltern immer wieder bereit sind, über das Thema und die Gedanken und Ängste, die dieses Ereignis beim Kind auslöst, zu sprechen. Eine Verarbeitung in dieser Form wird für die meisten Kinder angemessen und ausreichend sein. Wenn ein Kind sich still zurückzieht und gar nicht bereit ist, über seine Gefühle oder Gedanken zu sprechen, kaum weint und Trost von sich weist, kann eine Dosis **Ignatia** C30 sehr hilfreich sein.

Prüfungsangst

Auch hier ist es wichtig, erst einmal über die Ängste zu sprechen, da unter Umständen etwas Konkretes geändert werden kann (zum Beispiel durch ein Gespräch mit der allzu strengen Lehrerin oder aufmunterndes Üben). Die wichtigsten homöopathischen Mittel sind **Argentum nitricum** C30 und **Gelsemium** C30 (je nach Symptomatik ein Kügelchen am Abend vor der Prüfung, eventuell morgens noch einmal wiederholen).

Ohnmacht

Eine Ohnmacht (Kreislaufkollaps) tritt meistens in der Pubertät bei schnell wachsenden schlanken Kindern auf. In bestimmten Situationen wie beim Blutabnehmen oder beim Anblick von Blut können auch kräftige Kinder »umfallen«. Dabei versagt die vegetative Regulation, und das Blut sackt kurzfristig in die Beine, so daß der Kopf blutleer wird. Sollte die ohnmächtige Person noch nicht liegen, muß sie so schnell wie möglich hingelegt und die Beine hochgelagert werden. Das Bewußtsein kehrt dann schnell zurück. Die Gabe eines Mittels erübrigt sich meistens.

Sonst ist das erste Mittel **Camphora** (eine Dosis C30), bei zusätzlich auftretendem kaltem Schweißausbruch und Einnässen während des Ohnmachtsanfalls kommt **Veratrum album** (eine Dosis C30) in Frage.

Bei häufig wiederkehrender Ohnmacht sollte das Kind eine konstitutionelle Behandlung erhalten.

Krampfanfälle

Kinder mit chronischem Krampfleiden sollten nur von sehr erfahrenen Homöopathinnen oder Homöopathen behandelt werden. Das Reduzieren oder Absetzen der allopathischen Medikamente ist nicht ungefährlich.

Als Notfallmaßnahme während eines Krampfanfalles können Sie dem Kind ein Kügelchen **Camphora** C30 in den Mundwinkel schieben, während Sie auf den Notarzt warten.

(Fieberkrämpfe siehe Fieber.)

Die wichtigsten Mittel bei seelischen Ausnahmesituationen

Arzneimittel	**Aconitum**
Charakteristika	Folgen von Schreck und Schock
Gemütszustand	große Ängstlichkeit mit Unruhe, Schreckhaftigkeit, Angst vor dem Tod; das Kind meint, sterben zu müssen
Verschlechterung	nachts, Lärm, Musik, Schreck
Besserung	frische Luft, Ruhe
Arzneimittel	**Opium**
Charakteristika	Folgen von Schreck und Schock, Gefühl, knapp dem Tod entronnen zu sein

Gemütszustand	große Schläfrigkeit, wie abgestumpft, trotzdem sehr schreckhaft
Verschlechterung	Schlaf
Besserung	Umherlaufen

Arzneimittel	**Capsicum**
Charakteristika	Heimweh mit Schlaflosigkeit
Gemütszustand	wechselhafte Stimmung, Reizbarkeit, kaum zufriedenzustellen
Verschlechterung	Kälte, Zugluft
Besserung	beim Essen, Bewegung

Arzneimittel	**Ignatia**
Charakteristika	wichtigstes Kummermittel, Heimweh, Liebeskummer
Gemütslage	nervös und überdreht oder ganz still und verschlossen; widersprüchliches Verhalten, sagt das Gegenteil von dem, was es will; übersensibel – ein falsches Wort kann völlige Verschlossenheit bewirken, weist Trost von sich
Verschlechterung	Gerüche, besonders von Tabak und Kaffee, frische Luft
Besserung	Alleinsein, Seufzen

Arzneimittel	**Argentum nitricum**
Charakteristika	Prüfungsangst, häufig mit Durchfall verbunden
Gemütslage	hektisch, immer in Eile, kann nichts in Ruhe machen

Verschlechterung	in geschlossenen Räumen, Süßigkeiten (trotz Verlangen danach)
Besserung	frische Luft, Bewegung

Arzneimittel	**Gelsemium**
Charakteristika	große Erwartungsangst, oft mit Durchfall verbunden, große Schwäche, manchmal Zittern am ganzen Leib
Gemütslage	langsam, verwirrt, kann sich nicht konzentrieren
Verschlechterung	—
Besserung	durch Schwitzen oder reichliches Wasserlassen, Zittern

Arzneimittel	**Camphora**
Charakteristika	plötzlicher Kollaps, bei überwältigenden Sinneseindrücken, das Kind ist eiskalt, mag aber nicht zugedeckt werden, Krampfanfall mit blauen Lippen und Schaum vor dem Mund
Gemütslage	Bewußtlosigkeit oder Erregungszustand mit Schreien, Beißen, Kratzen
Verschlechterung	—
Besserung	kaltes Wasser

Arzneimittel	**Veratrum album**
Charakteristika	Kollaps mit großer Schwäche, kaltem Schweiß, Einnässen, Durchfall, Erbrechen
Gemütslage	—

Verschlechterung	Anstrengung, kalte Getränke, nasses, kaltes Wetter, vor und während der Regel
Besserung	warme Decken, heiße Getränke

Erkrankungen und Beschwerden von Neugeborenen und Säuglingen

Atemstörungen (Asphyxie)

Die Umstellung von der mütterlichen Sauerstoffversorgung auf die eigene Atmung ist nicht für alle Neugeborenen problemlos. Besonders Frühgeborene oder sogenannte Mangelgeburten leiden häufig unter Atemstörungen. Dabei spielt der Geburtsschock, bei dem sich das Kind plötzlicher Kälte, hellem Licht und einem Erstickungsgefühl ausgesetzt sieht, eine wichtige Rolle. Ein passendes homöopathisches Mittel leistet Hilfe bei der Anpassung an die neuen Bedingungen und der Überwindung dieses Schocks. Die angegebenen Mittel sind sowohl als Akutmittel in der bedrohlichen Situation (nach Ergreifen der Erste-Hilfe-Maßnahmen) als auch für Folgen dieser Situation geeignet. Geben Sie von dem passenden Mittel ein Kügelchen C30 in den Mundwinkel des Säuglings.

Arzneimittel	**Aconitum**
Charakteristika	Folge von Schock, Schreck mit großer Angst, nicht selten bestand kurz nach der Geburt ein kurzer Atemstillstand
Gemütslage	ängstlich, unruhig, sehr schreckhaft
Verschlechterung	nachts, trockene Kälte, Lärm, Licht
Besserung	frische Luft

Arzneimittel	**Antimonium tartaricum**
Charakteristika	sogenannte blasse Asphyxie (Atem- und Kreislaufstillstand nach der Geburt); rasselnde Atmung mit Erstickungsgefühl
Gemütslage	ängstlich, schreckhaft oder apathisch
Verschlechterung	Wärme, Liegen
Besserung	Aufsitzen, Abhusten, Erbrechen oder Aufstoßen

Arzneimittel	**Camphora**
Charakteristika	Asphyxie mit Krampfneigung (z.B. Zusammenbeißen des Kiefers), Schnappatmung, eiskalte bläuliche Haut, Folge von Schreck
Gemütslage	—
Verschlechterung	Kälte, Zugluft
Besserung	Schweiß oder andere Ausscheidungen

Arzneimittel	**Carbo vegetabilis**
Charakteristika	allgemeine Reaktionsschwäche, graue Hautfarbe, Wachstumsstillstand vor der Geburt, Folge von Erkrankungen der Mutter während der Schwangerschaft, Verdauungsschwäche mit gespanntem Leib
Gemütslage	allgemein verlangsamt, gleichgültig, schreckhaft
Verschlechterung	Wärme, Nahrungsaufnahme
Besserung	kühle Luft (trotz kalter Haut)

Arzneimittel	**Opium**
Charakteristika	Folge von Schreck; langsame, ungleichmäßige Atmung
Gemütslage	sehr schläfrig, wacht nur kurz zur Nahrungsaufnahme auf, schreckhaft
Verschlechterung	Wärme
Besserung	Kälte, Abdecken

Neugeborenengelbsucht

Durch die Umstellung der Atmung nach der Geburt muß in den ersten Tagen der rote Blutfarbstoff neu gebildet werden. Beim Abbau des alten Blutfarbstoffs entsteht Bilirubin (gelber Blutfarbstoff). Die Leber des Neugeborenen ist in den ersten Lebenstagen noch nicht in vollem Umfange funktionstüchtig. So kommt es regelmäßig zu einer gewissen Erhöhung des gelben Blutfarbstoffes. Wenn der Bilirubin-Wert über eine bestimmte Marke steigt, besteht Gefahr für das Gehirn des Kindes. In diesen Fällen erhalten im Krankenhaus geborene Kinder eine Phototherapie. Unter Einfluß dieses besonderen Lichtes kann das Bilirubin auch in der Haut abgebaut werden. Homöopathisch kann die Leber mit **Natrium sulfuricum** D6 zweimal täglich 1 Kügelchen (nicht länger als 3 Tage lang) unterstützt werden.

Geburtsverletzungen

Nach langdauernden oder schwierigen Geburten kann sich ein starker Bluterguß am Kopf bilden. Meist handelt es sich um eine harmlose Blutung unter die Knochenhaut. Da die spontane Rückbildung sonst sehr lange dauert, empfehlen wir die Gabe eines Kügelchens **Arnica** C30. Auch stärkere Blutergüsse an anderen Stellen, zum Beispiel am Halsmuskel, oder ein Bruch des Schlüsselbeines können mit **Arnica** C30 behandelt werden.

Wenn es durch Einsatz einer Geburtszange zu Schädigungen am Nervengeflecht des Armes (ein Arm oder eine Hand hängen schlaff herunter) oder des Gesichtsnervs (schiefes Gesicht) gekommen ist, geben Sie ein Kügelchen **Hypericum** C30.

Probleme am Nabel

Meist fällt der vertrocknete Nabelschnurrest nach etwa einer Woche ab. Die Wunde kann dann noch einige Tage nässen und sollte lediglich trocken verbunden werden. Wenn der Nabel länger und stärker näßt, muß ein Arzt hinzugezogen werden.

Ein kleiner *Nabelbruch* bildet sich meist im ersten Lebensjahr von selbst oder unter konstitutioneller homöopathischer Behandlung zurück.

Bindehautentzündung

Seit dem vorigen Jahrhundert ist es üblich, allen Neugeborenen gleich nach der Geburt zur Vorbeugung gegen angeborene Gonorrhö (Tripper) einen Tropfen Silbernitrat in jedes Auge zu träufeln (sogenannte Credé-Prophylaxe). Da die Gonorrhö seit Einführung der Antibiotika eher selten geworden ist, hat diese Maßnahme unseres Erachtens keine wirkliche Berechtigung mehr. Sie ist für das Kind schmerzhaft und führt häufig nach einigen Tagen zu einer starken Bindehautreizung mit eitriger Absonderung. Wenn Sie die Credé-Prophylaxe nicht rechtzeitig verhindern konnten, lassen sich die Symptome mit **Euphrasia**-Augentropfen lindern.

Bei Neugeborenen, deren Augen immer wieder tränen und bei denen sich immer wieder eitriges Sekret bildet, kann eine *Verengung des Tränenganges* vorliegen. Machen Sie einen Behandlungsversuch mit **Silicea** D12 (eine Woche lang täglich ein Kügelchen), und befragen Sie Ihre Homöopathin, bevor Sie sich zu einer mechanischen Erweiterung entschließen.

Auch ohne ersichtlichen Grund neigen einige Neugeborene zu wiederkehrender eitriger Bindehautentzündung. (In Frage kommende Mittel finden Sie im Kapitel Augenerkrankungen.)

Schnupfen und verstopfte Nase

Neugeborene haben noch nicht die Fähigkeit, durch den Mund zu atmen, deshalb ist eine verstopfte Nase für sie eine schwere Beeinträchtigung, besonders beim Trinken. Meist hilft es, in jedes Nasenloch einen Tropfen Muttermilch zu geben oder einen Tropfen physiologischer Kochsalzlösung (in Plastikampullen in der Apotheke erhältlich). Sollten diese Maßnahmen nicht ausreichen, muß das Kind konstitutionell behandelt werden. Zur Überbrückung sind stark verdünnte Nasentropfen für Säuglinge geeignet.

Schluckauf

Beim Schluckauf zieht sich das Zwerchfell ruckartig zusammen. Das passiert meist, wenn es nach dem Essen oder durch Blähungen überdehnt ist. Eine Behandlung ist meist nicht erforderlich. Oft hilft es, das Kind mit einem Wattefädchen in der Nase zu kitzeln. In hartnäckigen Fällen geben Sie dreimal täglich ein Kügelchen **Teucrium** D4 oder fragen Ihren Homöopathen um Rat.

Zahnungsprobleme

Der Durchbruch der ersten Zähne stellt für viele Kinder eine erhebliche Belastung dar und kann mit Schmerzen, Fieber und Durchfall verbunden sein. Das Zahnfleisch ist geschwollen, gerötet und druckempfindlich. Häufig besteht vermehrter Speichelfluß.

Das wichtigste Mittel ist **Chamomilla.** Typischerweise ist das Kind weinerlich, unausgeglichen und mit nichts zufriedenzustellen. Es muß ständig herumgetragen werden, denn sobald es hingelegt wird, schreit es wieder. Manchmal ist eine Wange gerötet und die andere blaß. Geben Sie zwei- bis dreimal täglich 1 Kügelchen **Chamomilla** D6.

Wenn beim Zahnen Fieber auftritt, kommen außerdem **Belladonna** oder **Ferrum phosphoricum** in Frage, bei Durchfall **Rheum** oder **Silicea.**

Zahnungsprobleme

Arzneimittel	**Chamomilla**
Charakteristika	erstes Mittel bei allen Arten von Zahnungsbeschwerden, das Kind ist quengelig, unleidlich, will umhergetragen werden; eine Wange rot, die andere blaß
Verschlechterung	Berührung, Hinlegen
Besserung	Herumtragen
Arzneimittel	**Belladonna**
Charakteristika	plötzliches hohes Fieber, heißer trockener Kopf

Verschlechterung	Lärm, Licht, Berührung, Unruhe
Besserung	Ruhe

Arzneimittel	**Ferrum phosphoricum**
Charakteristika	Fieber weniger dramatisch, aber große Schwäche, manchmal auch Durchfall
Verschlechterung	nachts
Besserung	kalte Anwendungen, Liegen

Arzneimittel	**Rheum**
Charakteristika	Neigung zu Koliken, Kinder schreien viel, saurer Schweiß, heftige Durchfälle
Verschlechterung	vor, während und nach dem Stuhlgang
Besserung	Wärme, Zusammenkrümmen

Arzneimittel	**Silicea**
Charakteristika	meist zarte, feingliedrige, wärmebedürftige Kinder, die nicht so gut gedeihen
Verschlechterung	Kälte, Feuchtigkeit
Besserung	Wärme, Streicheln

Hautprobleme

Neugeborenen-Akne und Milien

Einige Neugeborene entwickeln kurz nach der Geburt vorübergehend Akne-Pusteln im Gesicht. Sie sind durch die
Umstellung der mütterlichen Hormonsituation bedingt und
sollten nicht behandelt werden. Auch die bei vielen Säuglingen auftretenden Grießkörner oder Milien verschwinden
von selbst wieder und bedürfen keiner Behandlung.

Windeldermatitis

Hautreaktionen zeigen sich bei Säuglingen häufig im Windel-
bereich. Als homöopathische Grundsätze gelten auch hier:

- keine unterdrückenden Maßnahmen wie zinkhaltige
  Salben (erkennbar an der starken weißen Färbung,
  zum Beispiel Penaten®-Creme, Desitin®-Salbe), keine
  Anti-Pilz-Cremes;
- den Po möglichst bei jedem Windelwechsel lange an
  der frischen Luft lassen, nur mit Wasser abwaschen,
  gut trocknen lassen, evtl. trockenföhnen;
- bei schwerer Ausprägung Heilerde messerrückendick
  auftragen, nach Möglichkeit ohne Windel antrocknen
  lassen, mit fließendem Wasser abwaschen;
- bis zur Abheilung vorübergehend mit Baumwollwin-
  deln wickeln.

Die homöopathische Behandlung von langwierigen Haut-
problemen sollte von erfahrenen Homöopathen durchgeführt werden.

Ernährung

Spucken und Erbrechen

Das Spucken von kleineren Mengen Milch kommt bei vielen Kindern vor und ist in gewissem Rahmen unbedenklich. Das Erbrechen im Schwall oder Aufstoßen der gesamten Nahrungsmenge muß ärztlich abgeklärt werden. Sie können aber gleichzeitig einen Behandlungsversuch mit einmalig einem Kügelchen **Silicea** C30 machen.

Blähungskoliken

Bis zum Alter von 3 bis 4 Monaten leiden viele Säuglinge an Verdauungsstörungen, die sich durch Schreien, vermehrte Unruhe und einen geblähten Bauch bemerkbar machen. Durch Aufstoßen oder Blähungsabgang tritt meist Erleichterung ein.

Bevor Sie zu einem homöopathischen Mittel greifen, beachten Sie bitte folgende Empfehlungen:

- Die stillende Mutter sollte blähende (Kohl, Hülsenfrüchte, Zwiebelgewächse), schwer verdauliche (scharf Gebratenes, große Mengen Fleisch und Fett) und zuckerhaltige Kost meiden.
- Die stillende Mutter kann Kümmel- oder Fencheltee, der Säugling etwas Fencheltee aus der Flasche trinken.
- Lindernd wirken oft eine Bauchmassage im Uhrzeigersinn oder Einreibungen mit kümmelhaltiger Salbe.

Sollten diese Maßnahmen nicht ausreichen, kommen unter

210

anderem folgende Mittel in Frage (jeweils zweimal täglich 1 Kügelchen):

Arzneimittel	**Chamomilla**
Charakteristika	unzufriedenes Kind, das ständig herumgetragen werden will, mag nicht gestreichelt werden, Neigung zu Durchfall
Verschlechterung	nachts, beim Zahnen
Besserung	Wärme,Schwitzen, Herumtragen

Arzneimittel	**Colocynthis**
Charakteristika	dramatische Schmerzen, das Kind zieht dabei die Beine an, besser in Bauchlage
Verschlechterung	nachts, Rückenlage
Besserung	fester Druck, Wärme

Arzneimittel	**Lycopodium**
Charakteristika	am schlimmsten abends von 16 bis 20 Uhr, jeglicher Druck wird als unangenehm empfunden, reagiert empfindlich auf kleine Diätfehler der Mutter
Verschlechterung	nachmittags und abends, nach dem Essen
Besserung	Wärme, Lockern der Kleidung

Verstopfung

Bei gestillten Kindern kommt Verstopfung äußerst selten vor. Auch wenn die Stuhlentleerung nur einmal wöchentlich stattfindet, ist das noch normal. Mit der Flasche ernährte Säuglinge sollten möglichst einmal am Tag Stuhl entleeren. Sie können die Verdauung durch Massieren des Bauches im Uhrzeigersinn fördern.

Eher zufriedenen, ruhigen Säuglingen, die zu Kopfschweiß neigen und durch die Verstopfung kaum beeinträchtigt wirken, können Sie eine Dosis **Calcium carbonicum** C30 geben. **Silicea** D12 (täglich ein Kügelchen) ist angezeigt, wenn das Kind sich beim Stuhlgang sehr anstrengen muß und der harte Stuhl wieder zurückgleitet. Bei hartnäckiger Verstopfung von Flaschenkindern kann täglich ein Kügelchen **Alumina** D12 helfen.

Fluor- und Vitamin-D-Prophylaxe

Die regelmäßige Einnahme von Fluor in Form von Tabletten soll dazu dienen, die Zahnsubstanz härter zu machen und damit Karies vorzubeugen. Aus homöopathischer Sicht gibt es dagegen einige Einwände. Fluor gehört nicht zu den essentiellen Nahrungsbestandteilen und hat außer der erwünschten Härtung der Zahnsubstanz auch eine (unerwünschte) Veränderung der Knochensubstanz zur Folge. Bei der homöopathischen Arzneimittelprüfung zeigt das Mittel erhebliche aggressive Eigenschaften im psychischen und im körperlichen Bereich. Bei Überdosierung kann es sogar zur Zerstörung der Zahnsubstanz kommen.

> Die wirksamste Kariesprophylaxe besteht in einer vollwertigen Ernährung mit weitgehendem Verzicht auf Zucker und Weißmehlprodukte sowie einer homöopathischen Konstitutionsbehandlung.

Vitamin D ist ein lebenswichtiges Vitamin im Calcium-Stoffwechsel. Es wird in geringen Mengen mit der Nahrung aufgenommen und unter Sonnenlichteinfluß in der Haut gebildet. In den ersten zwei Lebensjahren besteht wegen des schnellen Knochenwachstums ein hoher Bedarf, der allerdings individuell variiert. Die offizielle Dosierungsempfehlung von täglich 500 Einheiten Vitamin D bis zum vollendeten zweiten Lebensjahr ist aus unserer Sicht zu hoch. Wichtig ist, daß das Kind ab der dritten Lebenswoche täglich für mindestens eine halbe Stunde ins Freie ans Tageslicht kommt. Vitamin D in Tablettenform sollte nur im Winterhalbjahr gegeben werden, die halbe Dosis (250 Einheiten täglich) ist ausreichend.

Bei Kindern mit Rachitisneigung – erkennbar an weichen Schädelknochen, aufgetriebenen Rippenknorpeln, einem schlaffen Muskeltonus und Neigung zu Kopfschweiß – ist die homöopathische Konstitutionsbehandlung (in der Regel mit **Calcium carbonicum**) wesentlich effektiver.

Die von anthroposophischer Seite empfohlene »Prophylaxe« für alle Neugeborenen mit Calcium carbonicum (zum Beispiel in Form von Weleda®-Aufbaukalk) ist dagegen abzulehnen, weil ja das homöopathische Mittel beim Gesunden die Symptome erzeugen kann, die es beim Kranken heilen soll.

Stillprobleme

Wunde Brustwarzen

Um Wundheit zu verhüten, empfiehlt es sich, nach dem Stillen die Brustwarze mit einigen Tropfen Muttermilch zu befeuchten und an der Luft trocknen zu lassen. Die Brust soll so häufig wie möglich Licht und Luft, aber nicht der prallen Sonne oder einem Still-BH aus Kunstfasern ausgesetzt sein.

Falls die Brustwarze dennoch wund wird, können Sie folgende Maßnahmen ergreifen: Tupfen Sie die betroffene Stelle mit verdünnter **Calendula**-Urtinktur ab, fünf Tropfen Tinktur auf ein halbes Glas Wasser. Danach tragen Sie eine Calendulacreme auf.

Homöopathisch können Sie **Castor equis** D6, ein bis zwei Kügelchen pro Tag bis zur Besserung einnehmen, jedoch nicht länger als maximal vier Tage. Sollte es bis dahin nicht besser geworden sein, suchen Sie bitte homöopathische Hilfe auf.

Auch wenn es unangenehm ist, sollten Sie das Kind an der betroffenen Brust anlegen, da es sonst zu einem Milchstau kommen kann.

Zuviel oder zuwenig Milch

Wenn Sie folgende Grundregel beachten, werden sich diese beiden Zustände nicht zu einem Problem entwickeln:

> Erhöhte Nachfrage (häufiges Anlegen, Leertrinken der Brust) zieht immer vermehrte Produktion nach sich. Bei verringerter Nachfrage (selteneres Anlegen, die Brust wird nur halb leergetrunken) geht auch die Milchproduktion zurück.

Auf diese Weise können Sie die Milchproduktion regulieren. Beachten Sie dabei aber, daß die Reaktion zeitlich versetzt erfolgt, etwa nach vier bis sechs Stunden. Stärkere Reize (wie häufiges Anlegen und Leertrinken der Brust) ziehen auch verstärkte Reaktionen nach sich (also viel Milch, die Brüste »laufen über«). Mit etwas Übung wird sich die Produktion bald auf ein gesundes Mittelmaß einpendeln.

Stillende sollten übrigens darauf achten, genug zu trinken – mindestens zwei Liter pro Tag. Es gibt auch einige Tees, die milchfördernd oder milchhemmend wirken und je nach Bedarf getrunken werden können.

Sollte das Stillen für die Mutter sehr kräftezehrend sein, kann **China** D6 dreimal täglich ein Kügelchen oft wunderbar helfen (siehe Anhang S. 234).

Milchstau

Wird die Milch zu stark nachproduziert oder trinkt das Kind längere Zeit nicht, können sich einzelne Stellen der Brust verhärten. Auch ein zu eng sitzender BH kann zu einem Milchstau führen. Die Brust fühlt sich dann nicht nur voll an, sondern auch schwer und hart, ist empfindlich bei Erschütterung oder Berührung. Die beste Hilfe besteht darin, den Milchüberschuß loszuwerden, sei es durch Stillen oder Abpumpen. Beim Stillen gibt es einen Trick: Sie Stillen im Liegen und legen das Kind so an, daß es über der gestauten Stelle zu liegen kommt. Haben Sie den Stau beispielsweise in der rechten Brust oben außen, so liegt das Kind mit den Füßen über der rechten Schulter, wenn es trinkt. Sollte Stillen oder Abpumpen nicht möglich sein, legen Sie eine Wärmflasche auf, die als gut warm empfunden wird, und massieren Sie die Brust vorsichtig mit den Fingerspitzen. Dabei beginnen Sie nahe der Brustwarze mit streichenden und kreisenden Bewegungen und versuchen, die Milch zum Ablaufen zu bewegen. Wenn alles nichts hilft, versuchen Sie folgendes: Schrubben Sie den Boden im Vierfüßlerstand in einem warmen Zimmer. Durch die Bewegungen des Brustmuskels wird die Brust von der Innenseite her massiert, die Wärme entspannt, und die Milch fängt an zu laufen. Verzichten Sie außerdem eine Weile auf den BH, damit sich nicht wieder ein Stau bildet.

Brustentzündung (Mastitis)

Einer Brustentzündung geht meist ein Milchstau voraus, der nicht abfließen konnte oder unbemerkt blieb, wie es nachts manchmal passieren kann. Ist die Brust voll, behandeln Sie sie wie unter »Milchstau« beschrieben. Ist sie nicht voll, aber trotzdem entzündet, legen Sie sofort einen Eisbeutel auf, um die Entzündung einzudämmen. Die Entzündung können Sie daran erkennen, daß die betroffene Brust rot und heiß ist und schmerzhaft, oft schon bei geringster Berührung oder Erschütterung. In schwerwiegenden Fällen kann es auch zu Müdigkeit, Schüttelfrost oder Fieber kommen, das Allgemeinbefinden ist deutlich beeinträchtigt.

> Bei Fieber und starken Schmerzen suchen Sie bitte ärztliche Hilfe oder Ihre nachsorgende Hebamme auf, da sich im schlimmsten Fall ein Abszeß (Eiterherd) in der Brust bilden kann.

Für weniger schwere Fälle kann eines der homöopathischen Mittel aus der nachfolgenden Liste in Frage kommen.

Dosierung: Ein bis zwei Kügelchen C oder D12 in einem Glas Wasser auflösen, kräftig umrühren und alle zehn Minuten einen Schluck trinken; sobald die Schmerzen nachlassen oder das Gesamtbefinden besser wird, das Mittel nicht mehr einnehmen. Sollte es nach drei- oder viermaligem Wiederholen nicht zu einer Besserung kommen, ist das Arzneimittel unpassend. Wenden Sie sich dann an Ihre Homöopathin oder Ihren Homöopathen.

Abstillen

Zum Abstillen empfiehlt es sich, dem Kind das Essen schmackhaft zu machen und ihm bei den gemeinsamen Mahlzeiten immer wieder etwas Leckeres anzubieten. Wenn andere essen, wird das Kind zur Nachahmung animiert. Außerdem können Sie **Phytolacca** D12 einnehmen, zwei Kügelchen täglich, bis sich die Milchproduktion verringert, dann absetzen. Insgesamt sollten Sie das Mittel nicht länger als sieben Tage einnehmen.

Arzneimittel	**Belladonna**
Charakteristika	Brust und/oder Kopf gerötet, Brust plötzlich stark entzündet, heftige, klopfende oder pochende Schmerzen, Fieber oder Frostschauer; mag keine warmen Auflagen, trockener Mund
Gemütslage	empfindlich auf äußere Reize
Verschlechterung	Wärme, Druck, Bewegung, Erschütterung
Besserung	Ruhe
Bemerkungen	Heftigkeit und Plötzlichkeit stehen im Vordergrund
Arzneimittel	**Bryonia**
Charakteristika	Brust entzündet, steinhart und rot, Schmerzen bei der geringsten Bewegung, Fieber, großer Durst
Gemütslage	abweisend, reizbar
Verschlechterung	geringste Bewegung oder Erschütterung, Hitze

Besserung	Ruhe, fester BH
Bemerkung	Verschlechterung durch geringste Bewegung ist bezeichnend

Arzneimittel	**Lachesis**
Charakteristika	Entzündung mit bläulichroter Haut extrem berührungsempfindlich, eher linke Brust betroffen, stechende Schmerzen
Gemütslage	nervös
Verschlechterung	nach dem Schlaf, Hitze, Berührung
Besserung	frische Luft, wenn der Milchfluß in Gang kommt; fester BH wird oft als angenehm empfunden
Bemerkung	—

Arzneimittel	**Phytolacca**
Charakteristika	Brust schwer, hart, geschwollen, äußerst empfindlich, schmerzt beim Stillen, Brustwarzen eingerissen, Schmerzen strahlen von der Brustwarze aus
Gemütslage	unruhig, erschöpft
Verschlechterung	Bewegung, Treppen steigen
Besserung	Ruhe
Bemerkung	meist in späteren Stadien der Entzündung angezeigt

Anhang

Arzneimittelbilder

Diese Arzneimittellehre stellt nur eine kleine Auswahl homöopathischer Arzneimittel mit ihren wichtigsten Symptomen vor. Ein krankes Kind zeigt nie alle Symptome auf einmal, sondern immer nur einen (individuellen) Teil davon.

Aconitum napellus (Aconit; Sturmhut oder Eisenhut)

Erscheinungsbild
Das Kind hat einen ängstlichen Gesichtsausdruck und ist sehr unruhig, wird abwechselnd rot und blaß. Die Beschwerden erscheinen plötzlich und sind sehr heftig, häufig nach großer Angst oder Schreck.

Untersuchung
Hohes Fieber mit trockener, brennender Hitze. Trockenheit der Haut und der Schleimhäute.

Typische Symptome
Große Heftigkeit, Ruhelosigkeit und Ängstlichkeit. Wichtiges Mittel bei Folgen von Furcht und Schreck, in einem Zustand wie gerade dem Tode entronnen (nach Unfällen, traumatischer Geburt, Erdbeben und anderen Katastrophen). Entzündungen mit heftigen Schmerzen, Rötung und Schwellung, die sich sehr schnell entwickeln; Krankheiten infolge

von plötzlichem kaltem Wind (Fieber, Halsschmerzen, Kopf-schmerzen, Husten). Es entsteht meist kein Schweiß.

Verschlechterung
Durch Schreck und Furcht, trockenes, kaltes Wetter, Wind, nachts.

Besserung
Ruhe.

Allium cepa (Küchenzwiebel)

Erscheinungsbild
Die Region um die Nase ist angeschwollen, gerötet und schmerzhaft entzündet.

Typische Symptome
Milder Ausfluß aus den Augen, scharfer Ausfluß aus der Na-se. Erkältung, Schnupfen und akuter Heuschnupfen.

Verschlechterung
Warme Räume.

Apis mellifica (Honigbiene)

Erscheinungsbild
Der erkrankte Körperteil ist wäßrig angeschwollen, heiß und rötlich verfärbt, ähnlich wie nach einem Bienenstich. Das Kind ist sehr unleidlich und nervös. Es erträgt keine Wärme oder warme Decke und deckt sich immer wieder ab.

221

Untersuchung

Berührung, Druck oder Wärme an der betroffenen Stelle ist äußerst schmerzhaft und wird kaum ertragen.

Typische Symptome

Wäßrige, rote Schwellungen der Haut oder Schleimhaut durch Insektenstiche, allergische Reaktionen oder bei Entzündungen, die sich plötzlich und schnell entwickeln (Bindehautentzündung mit wäßriger Absonderung; Nesselsucht; Schwellung der Rachenschleimhaut mit Erstickungsgefahr; Wasseransammlung in Gelenken nach Verletzung). Die Schmerzen sind stechend oder brennend. Wichtiges Mittel bei Reizung oder Entzündung der Hirnhaut (Meningitis), wenn sich Nackensteifigkeit entwickelt oder das Kind den Kopf ins Kissen bohrt (Krankenhaus aufsuchen!). Schläfrig, aber kann wegen innerer Unruhe nicht schlafen. Meist durstlos; Abneigung gegen warme Speisen und Getränke.

Verschlechterung

Hitze, warme Getränke, warme Räume, Berührung.

Besserung

Kalte Luft.

Arnica montana (Arnika)

Erscheinungsbild

Bei Unfällen entsteht durch Sturz, Stoß oder Prellung in wenigen Minuten eine Schwellung, die sich zum Bluterguß entwickelt. Bei schwereren Unfällen ist das Kind benommen; es will sich nicht untersuchen oder berühren lassen (bei Verdacht auf Gehirnerschütterung sofort ins Krankenhaus!).

Untersuchung
Jede Berührung ist schmerzhaft und wird vermieden.

Typische Symptome
Wichtiges Mittel bei Verletzungen aller Art, Quetschungen, psychischem oder körperlichem Trauma, Muskelschmerzen, Muskelkater. Große Empfindlichkeit auf Berührung und Druck. Zerschlagenheitsgefühl.

Verschlechterung
Berührung, Druck, Annäherung.

Besserung
Ruhe.

Arsenicum album (weißes Arsen)

Erscheinungsbild
Das Kind ist ausgesprochen blaß, schwach, ängstlich und ruhelos.

Untersuchung
Der ganze Körper ist kalt, das Kind verlangt fast immer nach Wärme und warmen Anwendungen.

Typische Symptome
Arsen ist bei Kindern eher selten angezeigt. Bezeichnend sind die große Ängstlichkeit und Unruhe, besonders um Mitternacht, die das Kind ständig umhertreiben trotz gleichzeitig bestehender Erschöpfung und starkem Frieren. Das Kind will ständig herumgetragen werden. Großes Verlangen nach Gesellschaft, Angst vor dem Alleinsein. Die Schmer-

zen sind brennend und stechend, die Absonderungen dünn und scharf, sie röten Haut und Schleimhäute. Wichtiges Mittel bei Vergiftungen durch Eis oder Fleisch. Brennender Durst, das Kind trinkt in kleinen Schlucken.

Verschlechterung
Um Mitternacht; durch Kälte und kalte Luft, kalte Getränke und Speisen.

Besserung
Wärme, Gesellschaft.

Belladonna (Tollkirsche)

Erscheinungsbild
Das Gesicht des Kindes ist meist stark gerötet (selten blaß), kann sogar eine feuerrote Farbe annehmen. Die Augen sind gerötet und glänzen, die Pupillen sind erweitert. Das Kind ist ruhelos, besonders bei höherem Fieber. Erkrankungen entwickeln sich sehr plötzlich und heftig, das Kind leidet sehr und äußert Angst vor Gespenstern oder ähnlichem.

Untersuchung
Das Kind läßt sich nicht gern untersuchen; die Hand spürt die Hitze des Körpers schon, bevor sie die Haut des Kindes berührt hat. Das ist auch bei weniger hohem Fieber (etwa 38 bis 39 Grad Celsius) der Fall. Wenn man das betroffene Organ (beispielsweise die Ohrspeicheldrüse bei Mumps, Hals bei Angina) berührt, wird das Kind vielleicht wütend, in jedem Falle aber abweisend reagieren. Es will keinen Reizen ausgesetzt sein; auch Fiebermessen ist ihm lästig; das Fieber kann sehr hoch und heftig sein, steigt am Nach-

mittag und fällt am frühen Morgen. Der Puls fühlt sich an, als sei er prall gefüllt; man kann die Halsschlagader pulsieren sehen.

Typische Symptome
Plötzlichkeit und Heftigkeit begleiten alle Belladonna-Zustände, genauso wie Rötung, Schwellung und spürbare Hitze; Haut und Schleimhäute sind trocken. Die Augen glänzen und sind oft gerötet. Trockener Mund mit oder ohne Durst. Ruhelosigkeit, Angst und »Fieberphantasien« im Schlaf und bei Fieber. Die Schmerzen sind klopfend, pochend, hämmernd, berstend oder brennend. Heißer Kopf kalte Extremitäten.

Besserung
Ruhe, fester Gegendruck bei Kopfschmerzen.

Verschlechterung
Licht, Bewegung, laute Geräusche, Berührung, Erschütterung, Hitze. Die Symptome oder das Fieber verschlechtern sich ab 15 Uhr und können bis 3 Uhr nachts anhalten. Dann sinkt das Fieber, um nachmittags wieder anzusteigen.

Bryonia alba (Weiße Zaunrübe)

Erscheinungsbild
Bei Fieber ist das Gesicht stark gerötet und geschwollen; die Lippen sind trocken, ebenso der Mundraum. Das Kind liegt still und vermeidet jede Bewegung.

Untersuchung
Die Haut ist bei Fieber oder Kinderkrankheiten (besonders Masern) aufgedunsen. Das Kind will sich nicht berühren oder untersuchen lassen und reagiert gereizt auf Annäherung.

Typische Symptome
Die Beschwerden sind heiß, trocken, brennend oder stechend und betreffen überwiegend Haut, Schleimhäute und Gelenkshäute. Sehr charakteristisch ist die Verschlechterung durch die geringste Bewegung oder Erschütterung bei allen Arten von Beschwerden. Es entsteht der Eindruck, als ob alles festsitzen würde, auch psychisch kann das Kind geradezu verstockt wirken, es äußert sich kaum über seinen Krankheitszustand. Wichtiges Mittel bei Masern, wenn sich der Ausschlag nicht genügend entwickelt.

Verschlechterung
Geringste Bewegung, Anstrengung, Hitze, Berührung.

Besserung
Fester Druck, Liegen auf der schmerzhaften Seite, kühle Luft, Ruhe.

Calcium carbonicum (Austernschalenkalk)

Erscheinungsbild
Calcium carbonicum ist eines der bei Säuglingen am häufigsten angewendeten Mittel, findet aber auch bei älteren Kindern als konstitutionell stärkendes Mittel vielfach Verwendung. Am besten kann man den Zustand verstehen, wenn man sich die weiche Auster in ihrer harten Schale vorstellt.

Nur in ihrer schützenden Umgebung fühlt sie sich sicher. Wenn aber das Gehäuse geöffnet wird, ist sie sehr verletzlich. Ein Neugeborenes ist ruhig und zufrieden, solange es sich sicher und geborgen fühlt. Das typische Calcium-carbonicum-Kind ist ruhig und genügsam, solange es die Mutter in der Nähe weiß. Auf neue Dinge reagiert es eher ängstlich und versichert sich immer wieder, daß ein vertrauter Mensch in der Nähe ist und es notfalls beschützen kann. Fremden Menschen gegenüber ist es schüchtern und braucht eine Weile, bis es Vertrauen gefaßt hat. Die körperliche und geistige Entwicklung ist eher langsam und verlangt von den Eltern manchmal viel Geduld. Wenn das eigene Tempo akzeptiert wird, bleibt das Grundvertrauen bestehen, das bei diesen Kindern für die Entwicklung zu einem ruhigen, ausgeglichenen Menschen besonders wichtig ist.

Das typische Calcium-carbonicum-Kind hat einen großen Kopf, ist hellhäutig und blond. Es neigt zum Schwitzen, besonders an Kopf und Oberkörper. Die Haut ist zart und empfindlich, oft besteht Milchschorf oder ein Säuglingsekzem.

Untersuchung
Bei Säuglingen besteht Rachitisneigung, die Schädelknochen lassen sich leicht eindrücken, die Rippenknorpel sind leicht aufgetrieben. Das Kind schwitzt stark, der Schweiß kann säuerlich riechen. Die lymphatischen Organe wie Mandeln, Polypen und Lymphknoten sind vergrößert.

Typische Symptome
Es besteht eine Neigung zu gehäuften fieberhaften Infekten, oft ausgelöst durch feuchtes und kaltes Wetter. Säuglinge und Kleinkinder neigen zu Verstopfung, ohne daß sie sich dabei unwohl fühlen.

Verschlechterung
Im Winter, kalte und feuchte Witterung, körperliche oder geistige Anstrengung, Zahnung.

Besserung
Trockenes, warmes Wetter.

Calcium phosphoricum (Kalziumphosphat)

Erscheinungsbild
Calcium phosphoricum ist ein wichtiges Mittel in der Kinderheilkunde. Das körperliche Wachstum des Kindes erfolgt schnell und schafft oft Probleme im Knochenbau (Wirbelsäulenverkrümmung, Trichterbrust, Rachitis, nächtliche Wachstumsschmerzen in den Extremitäten), das geistige Wachstum kann entweder ausgesprochen früh erfolgen oder aber deutlich verlangsamt sein. Das Kind ist sehr aktiv und gerne im Freien unterwegs, was oft mit Phasen der Müdigkeit und Trägheit abwechselt. Zwischen diesen beiden Extremen wird es hin- und hergerissen, erscheint deshalb oft unzufrieden und übellaunig, scheint nicht zu wissen, was es wirklich will.

Untersuchung
Das Kind ist oft sehr kommunikativ und läßt sich bereitwillig untersuchen. Die Lymphknoten sind häufig angeschwollen. Nach Anstrengung ist der Nackenbereich verschwitzt. Das Kind friert leicht oder hat kalte Extremitäten.

Typische Beschwerden
Beschwerden treten besonders in den Atemwegen, den Knochen, Zähnen und der Verdauung auf. Die Schule

strengt das Kind besonders an, weshalb es häufig mit Schulkopf- und Schulbauchschmerzen reagiert. Das Stillsitzen fällt ihm schwer. Es ist unzufrieden, reizbar oder aber erschöpft, seufzt und jammert. Es fürchtet sich vor der Dunkelheit und besonders vor Gewittern.

Verschlechterung
Wetterwechsel, Zugluft, feuchte Kälte.

Besserung
Im Sommer, bei trockenem Wetter; Hinlegen.

Calendula (Ringelblume)

Erscheinungsbild
Das wichtigste Mittel bei Verletzungen der Haut oder Schleimhaut, wenn die Wundränder zerrissen aussehen, bei schmerzhafte Wunden, Schürf- und Rißwunden, offenen Wunden beispielsweise nach Zahnextraktionen. Fördert die Wundheilung. In der Urtinktur (fünf bis zehn Tropfen auf ein halbes Glas Wasser) das beste Mittel zu Versorgung von Wunden.

Camphora (Kampfer)

Erscheinungsbild
Große Schwäche und Erschöpfung, Kreislaufversagen. Sehr blasses Gesicht, blaue Lippen.

Untersuchung
Die Haut ist sehr kalt, trotzdem besteht Abneigung, sich zuzudecken. Kalter Schweiß.

Typische Symptome
Ein Notfallmittel bei Kreislaufversagen, nach Unterkühlung. Ängstliche Unruhe, Kälte, Schweiße, Schwindel, Kreislaufkollaps und große Schwäche. Innerliche und äußerliche Kälte und Frostschauer, sehr kälteempfindlich (will aber meist nicht zugedeckt werden).

In stofflicher Form zur Antidotierung, wenn Ihr Kind versehentlich ein homöopathisches Mittel genommen hat: Baden Sie Ihr Kind einfach mit einem Badezusatz, der Kampfer enthält, wie beispielsweise »Pinimenthol«.

Verschlechterung
Kälte.

Cantharis (Spanische Fliege)

Erscheinungsbild
Blasenbildung und starke Rötung bei Verbrennungen. Unruhe wegen unerträglicher Schmerzen.

Untersuchung
Manchmal blutiger Urin und empfindliche Nierenregion (Arzt aufsuchen!). Hautausschläge mit Blasenbildung, die sehr heftig brennen, zum Beispiel Verbrennungen.

Typische Symptome
Wichtiges Notfallmittel bei Verbrennungen! Blasenentzündung mit brennenden, schneidenden Schmerzen, die Unruhe hervorrufen und durch das Geräusch von laufendem Wasser noch verstärkt werden. Ständiger Harndrang. Das Kind kann nicht urinieren, nachdem es den Harn zurückgehalten hat. Abneigung gegen Getränke trotz Durst.

Verschlechterung
Blasenentzündung: beim Urinieren, Trinken, Kälte.

Besserung
Wärme; bei Verbrennung: kaltes Wasser.

Carbo vegetabilis (Holzkohle)

Erscheinungsbild
Stark aufgeblähter Bauch, das Kind hat dadurch Schmerzen oder Atemnot. Blasses Gesicht, bläuliche Lippen.

Untersuchung
Der Bauch ist prall gespannt. Beim vorsichtigen Abklopfen klingt er hohl wie eine Trommel.

Typische Symptome
Kreislaufschwäche oder -kollaps mit großer Schwäche und Kälte; das Kind will wegen der Atemnot frische Luft zugefächelt bekommen. Es fröstelt stark und hat ein großes Verlangen nach Wärme. Eines der wichtigsten Blähungsmittel, auch bei Folgen von verdorbenem Essen oder Überessen mit oben genannten Symptomen.

Verschlechterung
Kälte, Essen.

Besserung
Frische Luft, Abgang von Winden.

Causticum Hahnemanni (Hahnemanns Ätzstoff)

Erscheinungsbild
Im gesunden Zustand ist das Kind sehr lebendig, aufgeweckt und hat einen ausgeprägten Gemeinschaftssinn. Wird es krank, neigt es zu Ruhelosigkeit, Schlafstörungen und Ängsten.

Untersuchung
Die Haut fühlt sich trocken an, Mund und Rachen sind im Krankheitsfall auch überwiegend trocken, es können sich dort Beläge und Krusten befinden.

Typische Symptome
Ein wichtiges Mittel, wenn Beschwerden nach zehrendem Kummer oder Enttäuschung entstehen. Das Kind ist ängstlich, schwach und unruhig, es kann nachts nicht schlafen und möchte jemanden bei sich haben.

Haut und Schleimhäute (besonders die der Atemwege) neigen zu Trockenheit. Wenn sich Schleim im Atemtrakt bildet, so nur sehr wenig, und dieser kann nur unter Anstrengung hochgehustet oder herausgeräuspert werden. Beim Husten besteht innerlich ein brennendes, wundes Gefühl. Heiserkeit. Blasenentzündung; Einnässen. Lähmungserscheinungen.

Verschlechterung
Trockenes, kaltes Wetter, kalter Wind.

Besserung
Feuchtes Wetter, Trinken, Wärme.

Vorsicht: Causticum kann leicht mit Phosphor verwechselt werden. Die beiden Mittel vertragen sich aber nicht und sollten deshalb nicht nacheinander gegeben werden. Weichen Sie auf ein anderes Mittel aus.

Chamomilla (Kamille)

Erscheinungsbild
Das Kind hat einen gereizten und wütenden Gesichtsausdruck; bei Zahnungsbeschwerden oder Fieber ist oft eine Wange rot, die andere blaß. Es ist äußerst schmerzempfindlich und schreit fast ununterbrochen, so daß der Kopf (mit oder ohne Fieber) glühend heiß wird. Die einzige Möglichkeit, es etwas zu beruhigen, besteht darin, es zu wiegen oder herumzutragen; sobald die Eltern es hinlegen wollen, fängt es wieder an zu schreien. Diese Zustände kommen nicht selten nachts und entwickeln sich sehr plötzlich.

Untersuchung
Das Kind läßt sich nicht untersuchen, es reagiert wütend und abweisend, wenn es angesehen oder berührt wird.

Typische Symptome
Schmerzen sind unerträglich und erzeugen Wut und Verzweiflung. Sehr schlechte Laune; das Kind weiß nicht, was es will und weist Dinge, nach denen es verlangt hat, wieder zurück. Wichtiges Mittel bei Zahnungsschmerzen sowie bei Fieber oder Koliken während der Zahnung. Mittelohrentzündung durch Kälte. Grünliche Durchfälle mit kolikartigen Schmerzen. Kolik durch Blähungen.

Verschlechterung
Durch Wärme (außer bei Bauch- und Ohrenschmerzen), warme Räume, warme Speisen und Getränke.

Besserung

Zahnungsschmerzen werden besser durch kalte Getränke. Herumtragen ist das einzige Mittel zur Beruhigung.

China officinalis (Chinarinde)

Erscheinungsbild

Gelblichblasses Gesicht. Das Kind ist leicht erschöpft oder reizbar.

Untersuchung

Der Bauch ist bei Verdauungsbeschwerden aufgebläht.

Typische Symptome

Kein ausgesprochenes Kindermittel, aber sehr hilfreich für Mütter, die durch das Stillen erschöpft sind. Besonders geeignet für ein sehr empfindliches Gemüt. Wichtiges Mittel bei Schwäche und Erschöpfung infolge eines Verlusts von Körpersäften (nach auszehrendem Durchfall, Erbrechen, starken Schweißen oder Blutungen, langem Stillen bei Müttern). Trotz Ruhe und guter Ernährung erholt sich das Kind nicht. Heißhunger oder Appetitlosigkeit. Abgang von Winden bessert die Blähungen nicht.

Verschlechterung

Oft Verschlechterung durch Essen.

Besserung

Fester Druck bei Schmerzen.

Cina (Wurmsamen)

Erscheinungsbild
Das Kind ist unbeschreiblich reizbar, unzufrieden, launisch und ruhelos. Bei Wurmbefall bohrt oder zupft es an der Nase.

Untersuchung
Gegen Berührung und Angesehenwerden besteht große Abneigung; das Kind tobt und schreit. Beruhigende Maßnahmen scheinen eher einen gegenteiligen Effekt zu haben.

Typische Symptome
Wichtiges Mittel bei Wurmbefall. Die Stimmung ist unerträglich, das Kind ist durch nichts zufriedenzustellen. Freundliche Kinder werden plötzlich unausstehlich, schreien die ganze Nacht. Wichtiges Mittel bei Wurmbefall, auch mit Bauchschmerzen. Bei Cina ist das Verhalten und die psychische Verfassung des Kindes der beste Hinweis zur Verordnung des Arzneimittels. Auch bei anderen Beschwerden (Zahnung, Bauchschmerzen, Fieber, Krämpfe).

Verschlechterung
Angesehenwerden, Berührung.

Besserung
Eine der wenigen Möglichkeiten, das Kind etwas zu beruhigen, besteht in heftigem Schaukeln oder Hopsen, über der Schulter oder auf den Knien. Sobald die Eltern damit aufhören, schreit es wieder.

Cocculus (Kockelskörner)

Erscheinungsbild
Das Kind wirkt geschwächt und hinfällig, kann den Kopf nicht halten.

Typische Symptome
Schwindel, Übelkeit, Schwäche nach Kummer, Enttäuschungen oder lange dauernder nervlicher Anspannung; Reisekrankheit.

Verschlechterung
Bewegung, Fahren, Kummer, zu wenig Schlaf.

Besserung
Sitzen.

Colocynthis (Koloquinte)

Erscheinungsbild
Von Schmerzen geplagt, beugt sich das Kind vornüber oder drückt mit den Händen auf die schmerzende Stelle. Es weiß nicht, wohin mit sich vor lauter Schmerzen. Große Ängstlichkeit, Ruhelosigkeit und Reizbarkeit gegenüber der Umwelt.

Untersuchung
Wegen der Reizbarkeit und Ruhelosigkeit ist eine körperliche Untersuchung dem Kind unangenehm. In der Ruhe sind die Schmerzen noch schlechter zu ertragen.

Typische Symptome

Beschwerden, die mit kolik- oder wellenartigen, schneidenden, krampfenden, packenden Schmerzen einhergehen; dabei kann es sich z.B. um einfache Bauchschmerzen, Blähungen, Erbrechen, Durchfall, Zahnungsbeschwerden, Überessen handeln. Bei diesen Schmerzen krümmt sich das Kind, drückt sich auf den Bauch oder will auf dem Bauch liegen und hat Verlangen nach Wärme an der betroffenen Stelle. Beschwerden, die sich nach unterdrücktem Ärger oder Demütigung entwickeln.

Verschlechterung

Ruhe.

Besserung

Druck und Wärme, Vornüberbeugen bei Bauchschmerzen.

Cuprum (Kupfer)

Erscheinungsbild

Bei Krämpfen sind die Fäuste geballt, das Gesicht und die Extremitäten sind bläulich verfärbt.

Untersuchung

Die Haut ist sehr kalt.

Typische Symptome

Eher seltenes Mittel für Kinder. Bei Krampfzuständen aller Art (Krämpfe in den Extremitäten, krampfhafter Husten oder Keuchhusten, krampfhaftes Erbrechen, Koliken). Durst auf kaltes Wasser.

Verschlechterung
Durch Schreck; nachts.

Besserung
Durch Trinken einiger Schlucke kalten Wassers bessern sich das Erbrechen und der Husten.

Drosera (Sonnentau)

Erscheinungsbild
Das Gesicht ist eher blaß, kann aber beim Husten rot werden.

Untersuchung
Kalte Extremitäten.

Typische Symptome
Gefühl von Zusammenziehen, Kitzeln und Trockenheit im Hals. Der Husten ist so trocken, daß er schmerzt. Wichtiges Mittel bei anfallsweisem Husten und Keuchhusten mit Atemnot, Erstickungsgefühl und Erbrechen von Schleim. Der Husten ist heiser, keuchend und bellend und tritt besonders nachts auf. Das Kind setzt sich beim Husten auf; sobald es sich nach dem Hustenanfall wieder hinlegt, beginnt der Husten von neuem.

Verschlechterung
Nachts; durch Hinlegen.

Dulcamara (Bittersüßer Nachtschatten)

Untersuchung
Das Kind ist eher kalt.

Typische Symptome
Das Mittel ist oft angezeigt am Ende des Sommers, wenn die Kinder tagsüber noch baden gehen, es am Nachmittag aber bald kühl wird und sie mit feuchten Badesachen herumlaufen. Krankhafte Zustände, die sich bei dieser oder ähnlicher Gelegenheit einstellen (Erkältung, Blasenentzündung, Bauchschmerzen, Durchfall usw.), werden durch Dulcamara geheilt. Abneigung gegen Essen, aber großer Durst.

Verschlechterung
Kälte, feuchtkaltes Wetter, Folgen von Durchnässung und Kälte.

Besserung
Bewegung und Wärme.

Eupatorium perfoliatum (Sumpfporst, Wasserhanf)

Erscheinungsbild
Beim Husten hält das Kind sich die Brust. Bei Fieber starker Schüttelfrost mit Kälteschauern; wenig Schweiß.

Untersuchung
Fühlbar starke Hitze bei Fieber.

Typische Symptome

Wichtiges Mittel bei Infekten mit starken Schmerzen in Kopf Muskeln und Knochen, die sich wie zerschlagen anfühlen. Durch die Schmerzen wird das Kind reizbar. Es verlangt nach kalten Getränken, bei Fieber sogar während des Schüttelfrostes. Schmerzhafte Empfindlichkeit beim Husten, das Kind hält sich die Brust. Trockener Husten. Die meisten Beschwerden sind von Knochen-, Muskel- oder Gelenk-schmerzen begleitet (Kopfschmerzen mit Gelenkschmerzen, Grippe mit Gelenkschmerzen o. ä.).

Verschlechterung
Durch Bewegung.

Besserung
Durch Schwitzen.

Euphrasia (Augentrost)

Erscheinungsbild
Die Augen sind stark gerötet und geschwollen, die Tränen sind scharf und reizen die Haut. Das Kind zwinkert mit den Augen, weil es empfindlich gegen Licht ist.

Typische Symptome
Druck, Brennen, Jucken oder trockenes Gefühl in den Augen; das Kind reibt sich die Augen. Schnupfen mit Entzündung der Augenbindehaut und scharfen Absonderungen aus den Augen. Die Augen tränen draußen und bei Wind.

Verschlechterung
Helles Licht.

Besserung
Dunkelheit (für die Augen).

Ferrum phosphoricum (Eisenphosphat)

Erscheinungsbild
Das Kind ist blaß und kann rötliche Wangen haben.

Untersuchung
Auffällig ist, daß das Kind zwar hohes Fieber hat, aber ansonsten kaum Beschwerden (es kann beispielsweise trotz hohem Fieber fröhlich im Zimmer spielen).

Typische Symptome
Das Mittel paßt besonders gut bei beginnenden fieberhaften Infekten, wenn noch keine starke äußere Symptomatik vorhanden ist. Oft ist das Kind wohlauf und gutgelaunt, auch bei hohem Fieber. Das Mittel kann auch bei starker Schwäche mit Fieber und Kopfschmerzen angezeigt sein; dann ist das Kind eher gedrückter Stimmung.

Verschlechterung
Ruhe, aber auch anstrengende Bewegung, kalte Getränke.

Besserung
Leichte Bewegung.

Gelsemium (Gelber Jasmin)

Erscheinungsbild
Das Kind ist erschöpft, jämmerlich, weinerlich und fröstelt. Die Augen sind schwer und müde. Das Gesicht kann gerötet und etwas aufgedunsen sein.

Untersuchung
Das Kind fröstelt immer wieder und zittert spürbar.

Typische Symptome
Die Symptome entwickeln sich langsam und schleichend. Häufig Beschwerden infolge von Erwartungsangst (Schulangst, Flugangst, Lampenfieber usw.), es können sich dann Fieber, Kopfschmerzen, häufiges Wasserlassen oder Durchfälle einstellen.

Alle Arten von Beschwerden, die begleitet sein können von: großer Schwäche, Frost und Schauern, die den Rücken hinunterlaufen; nicht selten Kopfschmerzen, die vom Hinterkopf oder Nackenbereich aufsteigen und sich um die Augen herum festsetzen; Herabhängen der Lider oder Müdigkeit und Empfindlichkeit der Augen; Schläfrigkeit; Schwindel. Es besteht Durstlosigkeit oder nur geringer Durst. Kalte Extremitäten. Häufig Erkrankungen, die in der warmen Jahreszeit oder bei lauer Wetterlage auftreten.

Verschlechterung
Aufregung, Kälte.

Besserung
Der Kopfschmerz wird besser durch Urinieren.
Das Kind möchte mit erhöhtem Oberkörper liegen.

Glonoinum (Nitroglycerin)

Erscheinungsbild
Die Beschwerden sind sehr heftig. Der Kopf ist knallrot und kann kaum gehalten werden. Das Kind kann verwirrt sein.

Untersuchung
Roter Kopf und rote Augen. Der Kopf muß gehalten werden; flaches Liegen ist unerträglich. Die Kopfvenen sind hervorgetreten, und man sieht die Halsschlagader pulsieren.

Typische Symptome
Wellenförmig auftretende, pulsierende Kopfschmerzen. Sonnenstich mit heftigsten pochenden oder hämmernden Kopfschmerzen. Der Kopf fühlt sich schwer oder groß an.

Verschlechterung
Häufigster Auslöser ist starke Sonneneinstrahlung auf den Kopf oder Überhitzung. Erschütterung und helles Licht sind unerträglich, der Kopf kann nicht nach hinten gebeugt werden.

Besserung
Frische, kühle Luft, kalte Anwendungen, Hochlagern des Kopfes.

Hepar sulfuris (Kalkschwefelleber)

Erscheinungsbild
Das Kind ist extrem kälte- und zugempfindlich, deshalb zieht es sich am liebsten die Bettdecke über die Ohren. Es ist äußeren Reizen gegenüber empfindlich, zieht sich zurück.

243

Untersuchung

Das Kind will in Ruhe gelassen werden; es kann auch gereizt reagieren, wenn Sie es untersuchen wollen. Die Halslymphknoten sind spürbar vergrößert, die Mandeln können extrem angeschwollen und vereitert sein. Die krankhaften Absonderungen riechen stark.

Typische Symptome

Das Kind ist seiner Umwelt gegenüber äußerst empfindlich. Es will warm eingepackt und vor Zugluft geschützt sein, wird unleidlich und fängt an zu frieren, wenn auch nur die Hand unter der Decke herausschaut. Die Eltern können ihm nichts rechtmachen. Durch seine Krankheit und die große Schmerzempfindlichkeit ist es ein schwieriger Patient, der seine schlechte Laune kaum verbergen kann und will. Hauptbeschwerden sind häufig Drüsenschwellungen und Vereiterungen, besonders der Rachenmandeln, die so stark anschwellen können, daß Atemnot auftritt. Die Schmerzen sind unerträglich, meist stechend oder splitterartig. Stechende Schmerzen beim Schlucken, die sich zum Ohr erstrecken. Mittelohrentzündung oder -vereiterung, mit Absonderungen die stark riechen, oft nach altem Käse. Das Kind friert leicht und schwitzt gleichzeitig, will aber zugedeckt bleiben.

Das Mittel kann helfen, Fremdkörper herauszueitern (wie auch Silicea). Dafür vorzugsweise tiefe Potenzen benutzen und das Mittel absetzen, sobald die Eiterung beginnt. Verletzungen durch Splitter.

Verschlechterung

Zugluft, Kälte, Abdecken, Berührung, Geräusche.

Besserung
Wärme, warmes Einhüllen.

Hypericum (Johanniskraut)

Hypericum ist ein bewährtes Mittel bei Verletzungen von nervenreichem Gewebe mit Lähmungen oder starken Schmerzen, z.B. Armlähmung nach Zangengeburt, Sturz auf das Steißbein, Quetschung eines Fingers oder Zehs, Wirbelsäulenverletzung.

Typische Symptome
Einschießende Schmerzen.

Ignatia (Ignatiusbohne)

Erscheinungsbild
Ein Ignatia-Kind ist äußerst sensibel und zieht sich innerlich ganz zurück, wenn es sich nicht verstanden fühlt. So ein Kind macht einen ernsten, traurigen Eindruck. Es drückt seinen seelischen Kummer eher in Phantasiegeschichten oder Bildern aus, als daß es darüber spricht. Häufig klagt es über krampfartige Schmerzen, zum Beispiel im Bauch oder in der Brust, über Kopfschmerzen oder ein Kloßgefühl im Hals. Die Beschwerden können sehr dramatisch aussehen, wie zum Beispiel eine Ohnmacht.

Untersuchung
Das Kind wirkt verkrampft, besonders die Nackenpartie. Die körperliche Untersuchung ist problemlos möglich, aber auf den seelischen Hintergrund möchte das Kind nicht angesprochen werden.

Typische Symptome
Typisch sind krampfartige Schmerzen oder dramatische Beschwerden bei äußerst empfindsamen Kindern, ohne daß man etwas feststellen kann. Auslösende Ereignisse können Heimweh, Tod eines Haustieres, Eifersucht auf ein Geschwister oder auch nur eine Rüge sein.

Verschlechterung
Heimweh, enttäuschte Liebe, jede Art von Kummer oder Sorge; Geruch von Kaffee oder Tabak, Berührung.

Besserung
Alleinsein, tiefes Seufzen, Essen.

Ipecacuanha (Brechwurz)

Erscheinungsbild
Hustenanfälle mit Verkrampfung des ganzen Körpers und starkem Würgen bis zum Erbrechen.

Untersuchung
Das Kind verkrampft sich beim Husten oder Erbrechen immer stärker, es kann zu Krampfanfällen kommen, wobei der ganze Körper nach hinten überstreckt ist.

Typische Symptome
Keuchhusten mit Erbrechen, häufig ausgelöst durch zu reichhaltiges Essen; Magenverstimmung mit heftigem krampfartigen Erbrechen, das die Übelkeit noch verstärkt; Durstlosigkeit, Verlangen nach Süßigkeiten.

Verschlechterung
Warme, feuchte Luft, Essen, Erbrechen.

Besserung
Frische Luft, Ruhe, kalte Getränke.

Kalium bichromicum

Typische Symptome
Kennzeichnend für Kalium bichromicum sind die sehr zähen, fadenziehenden, gelbgrünen Absonderungen der Schleimhäute. Beim Husten ist es mühsam, den zähen Auswurf herauszubefördern. In der Nase haftet das Sekret fest und hinterläßt kleine Wunden, wenn es entfernt wird.

Verschlechterung
Kaltfeuchtes Wetter, morgens, nachts zwischen 2 und 3 Uhr.

Besserung
Hitze.

Lac caninum (Hundemilch)

Abgesehen von seiner konstitutionellen Wirkung, wird dieses Mittel gegen Beschwerden eingesetzt, bei denen der Seitenwechsel auffällig im Vordergrund steht. Bei Halsschmerzen oder rheumatischen Symptomen wandern die Schmerzen von einer Seite zur anderen und zurück, sind aber nie beidseitig.

Lachesis (Gift der Buschmeisterschlange)

Erscheinungsbild
Menschen, die konstitutionell ein Schlangengift-Mittel brauchen, haben ein lebhaftes Temperament. Sie können pausenlos reden, man hat förmlich das Gefühl, sie stehen unter Druck und müssen ihren Wortschwall loswerden. Auch durch ihr übriges Äußeres sorgen sie für Aufmerksamkeit, zum Beispiel durch farbenfrohe oder aufreizende Kleidung.

Untersuchung
Meistens ist die linke Seite stärker oder als erstes betroffen. Am häufigsten finden sich Halssymptome, die Mandeln sind geschwollen und das Schlucken sehr schmerzhaft. Gegen jede Berührung oder Druck am Hals ist dieser Patient so empfindlich, daß ein Halstuch oder gar ein Halswickel nicht ertragen wird.

Typische Symptome
Bei fast jeder Art von Krankheit ist die linke Seite allein oder stärker betroffen, manchmal wandern die Symptome von links nach rechts. Das Schlucken von Flüssigkeit kann schmerzhafter sein als das Schlucken von fester Speise.

Verschlechterung
Morgens, nach dem Schlafen, Hitze, Sonne, Berührung oder Druck.

Besserung
Frische Luft, jede Form der Ausscheidung (auch Reden), kühle Getränke oder Früchte.

Ledum palustre (Sumpfporst)

Typische Symptome
Ledum wird meist als Verletzungsmittel bei Biß- und Stichwunden angewendet. Es soll, wenn es sofort gegeben wird, Tetanus oder andere Infektionen verhindern. Aber auch bei Spätfolgen nach Stichverletzungen ist es hilfreich.

Verschlechterung
Wärme.

Besserung
Kühlen, Ruhe.

Lycopodium (Bärlapp)

Erscheinungsbild
Der Eindruck, den ein Kind macht, das konstitutionell Lycopodium braucht, ist sehr von seiner Umgebung abhängig. In fremder Umgebung ist es eher schüchtern und scheu. Je vertrauter ihm die Umgebung ist, desto stärker wird es auftrumpfen. Ein Lycopodium-Junge kann gegenüber der Mutter sehr herrisch und bestimmend sein und in der Schule aus Respekt vor dem Lehrer den Mund nicht aufmachen. Er schlägt sich bei Konflikten oder Kämpfen lieber auf die Seite der Stärkeren. Mit Witz und Pfiffigkeit versteht er seine körperliche Schwäche und sein mangelndes Selbstvertrauen auszugleichen. Lycopodium-Kinder neigen zu Blähungen und Verdauungsschwäche. Meist ist die rechte Seite stärker betroffen.

Untersuchung

Der Leib ist aufgetrieben und gebläht, der übrige Körper eher dünn. Das Kind ist sehr schmerzempfindlich.

Typische Symptome

Blähungsbeschwerden, besonders nach Zwiebeln oder Kohl. Das Kind ist schon nach wenigen Schlucken oder Bissen satt und klagt über Bauchweh. Starkes Verlangen nach Süßigkeiten, Mandelentzündung rechts.

Verschlechterung

Enge Kleidung, besonders am Bauch; nachmittags zwischen 16 und 20 Uhr, blähende Speisen.

Besserung

Heiße Getränke und heißes Essen, Aufstoßen.

Mercurius solubilis (Quecksilber)

Erscheinungsbild

Das Kind ist meist erschöpft, mit phasenweiser Unruhe. Besonders nachts wälzt es sich hin und her. Es ist sehr temperaturempfindlich, mal ist es ihm zu heiß, und es wirft die Decke von sich, dann wieder zu kalt, und es friert. Im Schlaf rinnt häufig Speichel aus dem Mundwinkel auf das Kissen.

Untersuchung

Die Haut ist fast immer feucht, das Kind neigt zu Schweißen, die auch riechen können, wie alle Absonderungen bei Mercurius. Die Lymphknoten sind tastbar verdickt. Die Zunge ist belegt, Zahneindrücke sind sichtbar.

Typische Symptome

In den meisten Krankheitsfällen besteht ausgeprägte Schwäche und zugleich Ruhelosigkeit. Das Kind scheint, besonders nachts, keine angenehme Stellung zu finden, in der es schlafen kann. Die Beschwerden entwickeln sich allmählich und sind nachts deutlich schlimmer. Drüsenschwellungen und Eiterungen sind am ganzen Körper sehr ausgeprägt, besonders Hals und Ohren sind betroffen. Die Absonderungen sind dünn und scharf oder dick und grüngelblich. Meist besteht ausgeprägter Durst. Metallischer Geschmack im Mund.

Besserung
Ruhe.

Verschlechterung
Nachts; Wärme und Kälte; Bettwärme; Schweiß.

Natrium muriaticum (Kochsalz)

Dieses Arzneimittel wird überwiegend als Konstitutionsmittel verschrieben.

Erscheinungsbild
Die psychischen *Charakteristika* (siehe unten) spiegeln sich deutlich im Verhalten und Gesichtsausdruck des Kindes: Es ist sehr ernst und zurückhaltend, viel zu erwachsen für sein Alter.

Typische Symptome
Der häufigste Schlüssel zur Verschreibung von Natrium muriaticum findet sich in einem tiefen, alten Kummer, den das

Kind erlebt hat, über den es aber nicht hinwegkommen konnte. Die Tiefe des Kummers übersteigt jede Ausdrucksmöglichkeit des Kindes, dadurch vergräbt es ihn in sich und läßt niemanden daran teilhaben; im Gegenteil, das Kind kann sogar gereizt reagieren, wenn Sie versuchen, es zu trösten (Abneigung gegen Trost). Das Kind sondert sich ab, verbreitet eine Stimmung von Schwere und Unglücklichsein, kann sich aber nicht daraus befreien. Dabei ist es stets bemüht, ein positives Bild von sich in seiner Umgebung zu hinterlassen: Es ist sehr hilfsbereit (kann aber selbst Hilfe kaum annehmen), vernünftig, will alles richtig machen und gibt den Eltern selten Anlaß zur Kritik. Trotzdem wirkt es oft bedrückt und kann aufgrund unaufgearbeiteter Gefühle nachts schlecht einschlafen, liegt noch stundenlang wach, während sich vor seinem inneren Auge die problematischen Situationen immer wieder abspielen.

Sie können Ihrem Kind, wenn es auf Todesfälle, schmerzhafte Verluste, Scheidungen oder anderen Kummer auf die beschriebene Weise reagiert oder infolge einer solchen Situation erkrankt (ganz gleich in welchem Bereich), Natrium muriaticum verabreichen.

Typische körperliche Beschwerden sind unter anderem: Kopfschmerzen, Hautausschläge, Risse in der Haut, Nesselausschlag, Fieberbläschen, Asthma und Verstopfung. Das Kind hat ein ausgeprägtes Verlangen nach Salz (oder eine deutliche Abneigung) und kalten Getränken; es verträgt Sonne nicht und meidet sie, ist selbst meist warmblütig.

Verschlechterung
Durch Kummer und Trost, Wärme, Sonnenbestrahlung, morgens um 10 Uhr.

Besserung
Kalte Anwendungen, frische Luft.

Natrium sulfuricum (Glaubersalz)

Typische Symptome
Natrium sulfuricum ist ein wichtiges Mittel bei kindlichem Asthma und bei Durchfallerkrankungen. Die Kinder reagieren ausgesprochen empfindlich auf feuchte Luft und alles, was mit Wasser zu tun hat, selbst das Essen von Obst. Das Asthma tritt typischerweise morgens früh, aber auch am Tage bei Anstrengungen auf.
Natrium sulfuricum ist auch das Mittel der Wahl, wenn nach einer Kopfverletzung chronische Kopfschmerzen oder Wesensveränderungen zurückbleiben.

Untersuchung
Bei Atemnot muß sich das Kind hinsetzen und sich die Brust halten; reichlich grüner Auswurf.

Verschlechterung
Feuchte Luft, Leben in feuchten, schlecht durchlüfteten Räumen; Essen von Obst und rohem Gemüse.

Besserung
Nach dem Stuhlgang, trockene, warme Luft.

Opium

Erscheinungsbild
Große Schläfrigkeit oder Bewußtlosigkeit ist das Hauptcharakteristikum eines Opiumzustandes. Das Kind schläft tief und hat eine schnarchende Atmung, manchmal mit Atempausen. Es kann auch trotz offensichtlich schwerem Krankheitszustand fröhlich sein und keine Schmerzen empfinden.

Untersuchung
Entweder große Schreckhaftigkeit oder Schläfrigkeit mit schnarchender Atmung; enge Pupillen.

Typische Symptome
Große Schläfrigkeit des Neugeborenen nach schwerer Geburt. Bewußtlosigkeit nach Kopfverletzungen.

Verschlechterung
Folgen von Schreck, Überhitzung, Sonnenstich.

Besserung
Kälte, Abdecken.

Phosphorus (Phosphor)

Erscheinungsbild
Das klassische Phosphorkind ist schlank, hellhaarig und für sein Alter recht groß. Es kann aber durchaus auch Kindern mit anderem Äußeren helfen. Das Gesicht kann blaß sein oder von wechselnder Farbe.

Untersuchung

Dieses Kind läßt sich oft bereitwillig untersuchen, da es körperliche Nähe und Berührung sehr schätzt.

Typische Symptome

Die größten Schwierigkeiten hat das Kind mit der Abgrenzung der Umwelt gegenüber. Es ist sehr lebhaft und offen, kann dadurch leicht überdreht wirken. Seine Begeisterung für Schönes ist genauso intensiv wie sein Mitleid mit denen, die nicht so glücklich sind wie es selbst. Es besitzt ein ausgeprägtes soziales Empfinden und hilft anderen gerne. Durch seine Spontaneität verbreitet es Lebendigkeit; ständig offenbart seine Phantasie neue Ideen, Spiele und Anregungen.

Alles was in seiner Umwelt geschieht, scheint es unmittelbar mitzuerleben. Wird es ihm zuviel, zieht es sich für eine kleine Weile zurück und schläft kurz, um bald wieder zu erscheinen.

Vorzugsweise reagiert es mit Infekten, die sich schnell auf die Bronchien schlagen, Erbrechen oder Verdauungsbeschwerden. Es besteht auch eine ausgesprochene Neigung zu Blutungen (Nasenbluten, blaue Flecken, Blut im Stuhl, blutende Wunden etc.), die hell sind. Für äußere Eindrücke ist es ausgesprochen offen wie auch für Gerüche, Geräusche, Licht usw., zugleich ist es sehr ängstlich (Alleinsein, Dunkelheit, Gewitter etc.). Durch Gesellschaft, Zuspruch und Mitleid läßt es sich aber ebenso schnell wieder trösten. Sein Durst nach kalten Getränken ist ausgeprägt, manchmal werden diese nach kurzer Zeit wieder erbrochen. Das Kind kann sowohl über Hitze- als auch über Kältegefühl klagen. Viele Schmerzen sind brennend.

Verschlechterung
Liegen auf der linken oder der schmerzhaften Seite, Kälte, Berührung, Gerüche, Licht, Wetterwechsel.

Besserung
Essen, Schlaf.

Phytolacca (Kermesbeere)

Dieses Mittel ist im späteren Stadium von Brustentzündungen bei stillenden Müttern angezeigt. Die Brust weist harte, schmerzhafte Knoten auf, die beim Stillen weh tun. Der Schmerz breitet sich über den ganzen Körper aus. Die Lymphknoten in der Achselhöhle sind geschwollen.

Pulsatilla (Küchenschelle)

Erscheinungsbild
Pulsatilla-Kinder sind lieb, empfindlich und weinen leicht. Im Fieberzustand wirken sie aufgedunsen und wäßrig, oft sind die Augen gerötet und tränen.

Untersuchung
Milde gelbe Absonderungen, die Nase und Lidränder werden nicht wund davon. Verlangen nach frischer Luft trotz Frostigkeit. Die Beschwerden sind bezüglich Ort, Qualität und Schwere sehr wechselhaft.

Typische Symptome
Am auffallendsten sind die weinerliche Grundstimmung und das Bedürfnis nach Gesellschaft und Trost. Großes Ver-

langen nach frischer Luft und Hitzeunverträglichkeit – selbst im Froststadium des Fiebers. Fast immer besteht Durstlosigkeit oder Abneigung gegen Getränke. Unverträglichkeit von Eis und fetten Speisen. Milder Ausfluß bei kleinen Mädchen. Blasenentzündung durch nasse Füße, Erkältung durch nasse Haare. Sogenannte »Hexenmilch« (Milchabsonderung aus der Brust) bei gestillten Kindern. Pulsatilla-Mädchen haben Angst vor Jungen und Männern, Pulsatilla-Jungen (in der Pubertät) Angst vor Mädchen. Sie brauchen Gesellschaft und Harmonie und lassen sich bei Kummer oder Verletzungen leicht trösten. Die Stimmung und auch die Symptome können sehr wechselhaft sein. Ekelt sich leicht.

Verschlechterung
Wärme, geschlossene Räume, direkte Sonne, nasse Füße; Pubertät; fettes, reichhaltiges Essen, Eiscreme.

Besserung
Weinen, kühle, frische Luft, sanfte Bewegung, Trost.

Rhus toxicodendron (Giftsumach)

Erscheinungsbild
Das Kind wirkt unruhig und ängstlich, kann nicht still sitzen oder liegen; großes Wärmebedürfnis.

Untersuchung
Hautausschläge mit Bläschen (zum Beispiel Herpes oder Windpocken), steife, schmerzende Gelenke.

Typische Symptome
Rheumatismus, Verletzungen von Sehnen und Bändern,

bläschenförmiger Hautausschlag, immer verbunden mit großer Unruhe. Häufiger Auslöser sind Verkühlung und Durchnässung oder Zugluft.

Verschlechterung
Kälte, Feuchtigkeit, Überanstrengung, am Anfang der Bewegung, Ruhe.

Besserung
Wärme, besonders ein heißes Bad, Lageveränderung, fortgesetzte Bewegung (aber keine Überanstrengung!).

Ruta graveolens (Gartenraute)

Typische Symptome
Verletzungen und Verstauchungen von Knochen, Sehnen und Gelenken. Gefühl von Zerschlagenheit, große Ruhelosigkeit.

Verschlechterung
Kälte, Überanstrengung, Liegen, Sitzen.

Besserung
Wärme, Reiben der betroffenen Körperregion, Bewegung.

Sepia (Tintenfisch)

Sepia wird überwiegend als Konstitutionsmittel eingesetzt.

Erscheinungsbild
Das Sepia-Kind ist wach und lebhaft, bewegt sich gerne und

nimmt seine Umwelt genau wahr. Die Augen können sehr ausdrucksstark sein.

Typische Symptome
Das Kind hat eine rasche Auffassungsgabe und einen sehr klaren Verstand, wodurch es gleichaltrigen Kindern geistig überlegen sein kann. Es ist kreativ und entwickelt Spiele, an denen andere Kinder sich dann gerne beteiligen. Es kann aber auch für sich allein sein und spielen. Manches Sepia-Kind zieht sich stark zurück und meidet Gesellschaft, ist empfindlich und leicht beleidigt.

Das Kind neigt zu chronischen Erkältungskrankheiten, oft in Verbindung mit kalten Extremitäten und Frösteln, das durch kräftige Bewegung gebessert wird. Es kann an vielerlei Krankheiten leiden, wie beispielsweise Kopfschmerzen, Schwindel, Lippenbläschen, Heuschnupfen, Bettnässen, Hautausschlägen und anderem.

Verschlechterung
Kälte, kalte Luft.

Besserung
Starke Bewegung oder Anstrengung, Wärme, frische Luft.

Silicea (Quarz, Kieselerde)

Erscheinungsbild
Kinder, die konstitutionell Silicea brauchen, sind meist zart und feingliedrig gebaut. Sie sind ausgesprochen verfroren, die Haut ist bläulich marmoriert.

Untersuchung

Das Kind braucht viele Decken, auch der Kopf soll warm eingepackt sein. Kalte schweißige Hände und Füße, manchmal auch stinkender Fußschweiß. Sehr empfindlich für alle Sinneseindrücke.

Typische Symptome

Früh- oder Mangelgeburten; Erbrechen von Muttermilch; Folgen von Impfungen; Neigung zu Eiterungen und anderen Entzündungen mit stechenden Schmerzen; dick geschwollene Halslymphknoten; Nagelbettentzündung; überschießende Narbenbildung (Keloid). Silicea fördert das Abstoßen von Fremdkörpern aus dem Gewebe. Hartnäckige Verstopfung schon bei Säuglingen. Das Kind muß beim Stuhlgang stark pressen, manchmal schlüpft der Stuhl danach wieder zurück. Vom Wesen her eher schüchtern und nachgiebig, weiß ein Silicea-Kind oft trotzdem genau, was es will, und ist darin recht ehrgeizig. Es ist von Natur aus ordentlich und beschäftigt sich gern mit feinen Sachen oder mit dem Computer. Die Phantasie ist nicht so stark ausgeprägt. Es hat große Angst vor Spritzen und anderen spitzen Gegenständen. Die Entwicklung (Zahnen, Laufen, Sprechen) ist eher langsam.

Verschlechterung

Kälte, Zugluft, Erwartungsspannung und andere Aufregungen, jede Form von Sinneseindrücken.

Besserung

Wärme, Sonne, warmes Einpacken des Kopfes, Streicheln und Massieren.

Sulfur (Schwefel)

Erscheinungsbild

Das konstitutionelle Sulfur-Kind hat ein ausgeprägtes Selbstvertrauen und ist auf Anerkennung nicht angewiesen. In seinem Äußeren ist es nachlässig, sowohl in der Körperhaltung als auch in der Kleidung. Es läuft schmutzig und bekleckert herum. Das Kind ist aufgeweckt und neugierig, untersucht alles in seiner Umgebung und kann alles gebrauchen. Durch diese Sammelleidenschaft und die Neigung zur Unordnung entsteht in seinem Zimmer ein Chaos, in dem es sich nur selbst zurechtfindet. Es besteht eine ausgesprochene Abneigung gegen Wasser und Gewaschen-Werden. Trotzdem ekelt es sich vor unangenehmen Gerüchen und den Ausscheidungen anderer. Es hat einen großen Bewegungsdrang.

Untersuchung

Schlaffe Körperhaltung mit hängenden Schultern; schmutzig wirkende Haut mit schuppenden Ausschlägen oder Vereiterungen; rote Lippen, rote Ohren; unangenehmer Körpergeruch.

Typische Symptome

Neigung zu Hauterkrankungen, zu chronischen Entzündungsprozessen; konstitutionelle Schwächung nach Krankheiten; starkes Verlangen nach süßen Speisen; brennende Schmerzen; Durchfall; Rötung der Körperöffnungen; Hautjucken; Hitzeempfindlichkeit. Wenn die Hautausschläge unterdrückt werden, kommt es leicht zu inneren Krankheiten.

Verschlechterung

Durch unterdrückte Hautausschläge oder Ausscheidungen; gegen 11 Uhr vormittags; langes Stehen; Impfungen.

Besserung
Frische Luft, Schweiße, trockene Hitze.

Symphytum (Beinwell, Comfrey)

Wichtiges Verletzungsmittel bei schlecht heilenden Knochenbrüchen und bei stumpfen Augenverletzungen.

Urtica urens (Brennessel)

Typische Symptome
Brennende stechende Schmerzen, zum Beispiel bei Harnwegsinfekten. Nesselsucht, besonders bei einer Allergie gegen Schalentiere.

Zincum metallicum (Zink)

Typische Symptome
Muskelzucken, Zittern, extreme Unruhe (oft in den Füßen), Hyperaktivität, häufig nach unterdrückten Hautausschlägen oder, wenn Hautausschläge sich bei Kinderkrankheiten nicht vollständig entwickelten.

Verschlechterung
Erschöpfung, unterdrückte Ausscheidungen, Lärm, Berührung.

Besserung
Bewegung, Ausscheidungen.

Die homöopathische Hausapotheke

Für Notfälle, zur Selbstbehandlung von kleineren Störungen und für den Fall telefonischer Konsultationen bei Ihrem Homöopathen empfiehlt es sich, die wichtigsten Mittel selbst vorrätig zu haben, da viele Notdienstapotheken diesbezüglich nur schlecht sortiert sind. Wir empfehlen für den Anfang folgende Auswahl, wobei es ohne Bedeutung ist, ob Sie die Arzneimittel in C- oder D-Potenzen verwenden.

Aconitum C30
Apis D6, D12 oder C30
Arnica C30
Arsenicum album D12
Belladonna C30
Bryonia D12
Cantharis C30
Carbo vegetabilis D6 oder D12
Chamomilla D6 oder D12
Cocculus D6 oder D12
Colocynthis D6 oder D12
Cuprum D6 oder D12
Drosera D6 oder D12
Dulcamara D6 oder D12
Eupatorium perfoliatum D12
Ferrum phosphoricum D12
Gelsemium D12
Glonoinum C30
Hepar sulfuris D6 oder D12
Hypericum C30
Ignatia C30
Lachesis C30

Ledum C30
Mercurius C30
Nux vomica D12
Opium C30
Phosphorus C30
Pulsatilla D12
Rhus toxicodendron D6 oder D12
Silicea D12
Spongia D6 oder D12
Veratrum album D12

Bitte lesen Sie in der Arzneimittellehre nach, für welche Anwendungsgebiete die verschiedenen Mittel geeignet sind, und entscheiden Sie dann, welche Mittel Sie wahrscheinlich brauchen werden. Einige Firmen bieten den Versand von kompletten Hausapotheken im Etui an (u.a. Hulsberg-Apotheke, Bremen; Firma DHU; Firma Gudjons, Stadtbergen bei Augsburg). Diese sind für Reisen besonders geeignet.

Wenn Sie mit Ihrer homöopathischen Hausapotheke Flugreisen unternehmen, versuchen Sie die Röntgenbestrahlung in der Gepäckkontrolle zu umgehen, eventuell mit einem strahlendichten Behälter, wie man ihn für Filmmaterial verwendet.

Glossar wichtiger Begriffe

Ähnlichkeitsgesetz: Es besagt, daß Arzneimittel, die beim Gesunden bestimmte Krankheitserscheinungen hervorrufen können, diese Symptome beim Kranken heilen können. Darauf beruht die homöopathische Behandlung.

Allopathie: Schulmedizinische Therapie, die – im Gegensatz zur Homöopathie – nach dem Anti-Prinzip behandelt, zum Beispiel fiebersenkende Mittel bei Fieber.

Anamnese: Erhebung der Krankengeschichte; in der Homöopathie auch Erfassung aller gesunden individuellen Merkmale eines Patienten.

Antidotierung: Aufheben der Arzneiwirkung, zum Beispiel durch Campher, Kamille oder Kaffee.

Arzneimittellehre: Verschiedene Nachschlagewerke, in denen die homöopathischen Arzneimittel alphabetisch mit den für sie typischen Symptomen aufgeführt sind.

Arzneimittelprüfung, homöopathische: Einnahme eines Arzneimittels durch gesunde Prüfer zum Feststellen der für dieses Mittel typischen Symptome.

Erstreaktion (Erstverschlimmerung): Vorübergehende Verstärkung der Krankheitssymptome durch ein homöopathisches Mittel. Die Erstreaktion kann nur einen Moment lang oder auch 2 Wochen andauern. Die Beurteilung bedarf einiger Erfahrung. Bei akuten Erkrankungen tritt nach der Mittelgabe keine Erstreaktion ein.

Globuli (lat.: Kügelchen): Meist wird die homöopathische Arznei in Form dieser mohn- bis hirsekorngroßen weißen Milchzucker-Kügelchen verabreicht. Weil es nicht auf die Menge des Stoffes, sondern auf die darin enthaltene Information ankommt, reicht meist ein Kügelchen aus.

Hochpotenzen: Vielfach potenzierte homöopathische Arzneimittel ab »D« oder »C200«, die höchsten Potenzstufen liegen bei »C1.000.000«. Hochpotenzen sollten nur von erfahrenen Homöopathen angewendet werden. Sie wirken sehr tief (im geistigen Bereich), und die Wirkung einer Gabe kann einige Monate anhalten.

Konstitutionsmittel: Bei manchen Patienten gelingt es, ein homöopathisches Mittel zu finden, das für Geistes- und Gemütssymptome, für alle auftretenden Krankheitssymptome und für die gesamte Persönlichkeit passend ist. Es kann über viele Jahre bei allen gesundheitlichen Störungen hilfreich sein und auch die geistig-emotionale Entwicklung sehr fördern.

Modalitäten: Bedingungen, unter denen Krankheitssymptome besser oder schlechter werden (zum Beispiel: warme Anwendungen bessern das Befinden, Hinlegen verschlechtert). Verschlechterung kann auch heißen, daß die Symptome durch diese Modalitäten (zum Beispiel Zugluft) ausgelöst wurden. Die Modalitäten sind für die homöopathische Mittelfindung von entscheidender Bedeutung und müssen sorgfältig beobachtet werden.

Potenzierung: Bei der Herstellung von homöopathischen Arzneimitteln werden die Ausgangsstoffe verdünnt, verrieben und verschüttelt, wodurch sich die darin enthaltene Wirkung der Arzneikraft verstärkt.

Prüfsymptome: Nach Einnahme einer homöopathischen Arznei können beim Patienten (wie bei einer Arzneimittelprüfung) krankheitsähnliche Symptome auftreten, die nur durch das Mittel bedingt sind und für den Heilungsverlauf keine Rolle spielen. Sie verschwinden nach kurzer Zeit von selbst.

Repertorium: Nachschlagewerk, in dem alle möglichen Krankheitserscheinungen, von Kopf bis Fuß geordnet, mit den dafür in Frage kommenden Arzneimitteln zu finden sind. In diesem Buch blättern Homöopathen manchmal während der Konsultation. Repertorien sind heutzutage auch in Form von Computerprogrammen erhältlich.

Tiefpotenzen: Homöopathische Arzneimittel, die nur bis »D3«, »D6« oder maximal »D12« oder »C12« potenziert sind. Sie müssen ein- bis mehrmals täglich eingenommen werden und können ohne Gefahr auch von weniger erfahrenen Therapeuten und Laien eingesetzt werden.

Komplexmittel: Mischpräparat aus verschiedenen potenzierten Arzneimitteln.

Unterdrückung: Unterdrückung oder scheinbare Heilung liegt vor, wenn bestimmte Symptome durch Allopathie oder schlecht gewählte homöopathische Mittel zum Verschwinden gebracht werden, ohne daß die Krankheit wirklich geheilt ist. Die Krankheit wird in gleicher oder anderer Form später wieder zum Vorschein kommen (zum Beispiel Asthma bei einem unterdrückten Hautausschlag).

Naturheilkundliche Begleitmaßnahmen

Wickel und Auflagen

Alle Wickel und Auflagen müssen grundsätzlich im Bett und im gut geheizten Zimmer angewendet werden. Legen Sie keinen kalten Wickel an einem kalten Körperteil an. Bei Bedarf sorgen Sie erst mit einer Wärmflasche oder heißem Kräutertee für Erwärmung. Blase und Darm sollten entleert sein.

Kalte Wickel regen die Abwehrkräfte an und fördern Durchblutung und Stoffwechsel in bestimmten Körperregionen.

Warme Wickel sind bei Krampfschmerzen und bei chronisch-entzündlichen Erkrankungen angezeigt.

Halswickel

Falten Sie ein Geschirrtuch aus Leinen der Länge nach, tauchen Sie es zur Hälfte in kaltes Wasser und wringen Sie es fest aus. Mit der nassen Hälfte wird der Hals luftdicht, aber nicht einengend umwickelt, die andere Hälfte dient als trockene Abdeckung. Darüber wickeln Sie einen Wollschal. Nach 10 bis 20 Minuten, wenn der Wickel durchgewärmt ist, nehmen Sie ihn ab und ersetzen ihn durch ein Seidentuch. Sie können diese Anwendung mehrmals täglich wiederholen.

Anwendung: bei Hals- oder Mandelentzündung.

Brustwickel

Das kranke Kind setzt sich im Bett auf und zieht das Hemd bis über die Schultern. Auf dem Bettlaken werden drei Schichten bereitgelegt: zuunterst ein größeres Frotteetuch, darüber ein kleineres Frotteetuch und darauf ein Leinentuch, das so breit gefaltet ist, daß es vom Rippenbogen bis zur Achselhöhle reicht. Dieses Leinentuch tauchen Sie in kaltes Wasser und wringen es gut aus. Das Kind legt sich auf die Tücher, die Sie dann nacheinander fest und faltenfrei um die Brust legen. Der Wickel muß fest anliegen, darf aber die Atmung nicht beeinträchtigen. Nach einem kurzen Kälteschock wärmt sich der Wickel sehr schnell auf. Er wird nach etwa einer halben bis einer Stunde entfernt. Das Kind muß dann unbedingt noch eine halbe Stunde gut zugedeckt im Bett bleiben.

Anwendung: Bei allen Entzündungen der oberen Luftwege mit oder ohne Fieber, bei chronischem Husten, bei erschwertem Abhusten und auch bei Lungenentzündung. Bei Asthma oder Verkrampfung der Bronchien sollte der Wickel besser warm angewendet werden.

Leibwickel und Leibauflage

Ein Leibwickel wird meist warm angewendet. Breiten Sie auf entsprechender Höhe im Bett ein großes Frotteetuch aus, und legen Sie darauf ein kleineres Frotteetuch. Wenn das Kind bereit sitzt, falten Sie ein Leinentuch, tauchen es in sehr heißes Wasser, wringen es aus und entfalten es rasch. Das Kind legt sich mit freigemachtem Leib darauf, sobald die Temperatur erträglich ist. Die Schichten werden dann nacheinander fest um den Leib gelegt. Das ganze muß schnell gehen, damit das Tuch nicht zu sehr abkühlt. Der Wickel soll vom Rippenwinkel bis über die Hüften reichen. Die Füße und das ganze Bett müssen warm sein, eventuell eine Wärmflasche verwenden. Spätestens nach einer Stunde sollten Sie den Wickel entfernen.

Einfacher ist es, das feuchtwarme Tuch lediglich als Auflage auf den Leib zu legen, die trockenen Tücher müssen aber stramm um den Leib gewickelt werden. Bei Bedarf kann noch eine Wärmflasche darauf gelegt werden.

Anwendung: Bei Bauchschmerzen, Verdauungsstörungen und Blasenbeschwerden.

Wadenwickel

Kalte Wadenwickel dürfen auf keinen Fall im Froststadium des Fiebers angewendet werden. Solange das Fieber steigt, fröstelt das Kind, und die Extremitäten sind relativ kühl. Ein zusätzlicher Kältereiz würde zur Blutgefäßverengung an Armen und Beinen, und das wiederum zum unerwünschten Anstieg der Temperatur im Körperzentrum (Herz, Lungen, Gehirn) führen. Erst wenn das Fieber im Sinken begriffen ist, werden auch die Gliedmaßen heiß und können mit Wadenwickeln gekühlt werden. Die lauwarmen (!) Tücher sollten Sie dann häufig, spätestens nach 10 Minuten wechseln, damit sich die entstehende Wärme nicht staut.

Anwendung: Nur im Hitzestadium des Fiebers, wenn die Gliedmaßen glühend heiß sind.

Kartoffelauflage

Sie kochen eine große Pellkartoffel (möglichst aus biologischem Anbau), wickeln sie – noch heiß – locker in ein Tuch und quetschen sie dann zu Brei. Dieses Paket legen Sie, nachdem es etwas abgekühlt ist, auf ein Zwischentuch auf dem Brustbein. Dann umwickeln Sie den ganzen Brustkorb fest mit einem Handtuch.

Anwendung: Der Kartoffelwickel hilft gut bei festsitzendem Husten und bei trockenem Reizhusten.

Heublumensäckchen

Ein fertiges Heublumensäckchen aus der Apotheke über kochendem Wasser dämpfen und anschließend durch

Schwenken in der Luft abkühlen. Wenn es sich an der Innenfläche Ihres Unterarms angenehm warm anfühlt, legen Sie es auf den betroffenen Körperteil und decken es mit einem Handtuch ab, damit es länger warm bleibt. Sie können ein Säckchen mehrmals verwenden.

Anwendung: bei allen schmerzhaften entzündlichen Prozessen, zum Beispiel Mittelohrentzündung, Husten, Halsschmerzen.

Heilerde-Pflaster

Mit kaltem Wasser oder Essigwasser (1 Eßlöffel Essig auf 1 Liter Wasser) angerührte Heilerde etwa einen halben Zentimeter dick auf die betroffene Partie auftragen. Nach leichtem Antrocknen (20 bis 30 Minuten) entfernen.

Anwendung: Bei oberflächlichen Entzündungen wie Furunkeln führt Heilerde zu schneller Reifung, manchmal sogar Spontanöffnung der Vereiterung. Bei Insektenstichen wird der Juckreiz gelindert und die Abheilungszeit verkürzt.

Kohlblattauflagen

Weißkohlblätter sind sowohl bei Kopfschmerzen als auch bei Rheumaschmerzen wohltuend und schmerzlindernd. Ganze Kohlblätter werden, am besten mit einem Fleischhammer, geklopft, bis an einigen Stellen der Saft austritt und sie sich gut formen lassen. Dann werden sie für etwa 20 Minuten auf die Schläfen bzw. die schmerzenden Gelenke aufgelegt. Wenn es als angenehm empfunden wird, können sie auch länger liegen bleiben.

Waschungen

Waschungen sind ein einfaches und auch bei Kindern beliebtes Hausmittel zur Stärkung der Abwehrkräfte. Man kann sie als Teilwaschung (zum Beispiel nur die Arme oder nur die Füße) oder als Ganzkörperwaschung durchführen. Das Kind muß dafür gut durchwärmt sein. Für die Ganzwaschung stellt sich das Kind am besten nackt neben sein Bett. Nehmen Sie ein grobes Frotteetuch und tauchen es mit einem Zipfel in einen Eimer mit kaltem Wasser. Mit einem Tropfen Melissenöl wirkt die Waschung eher beruhigend, mit einem Eßlöffel Essig erfrischend. Beginnen Sie die Waschung an den Armen. Zwichendurch muß das Tuch immer wieder neu eingetaucht werden. Dann waschen Sie den Hals, das Gesicht und gehen mit Längsstrichen über Brust und Leib, dann über Beine und Füße, anschließend über den Rücken und zum Schluß über die Fußsohlen. Die Haut soll nur ein wenig feucht sein, nicht von Wasser triefen. Das Ganze dauert nur wenige Sekunden. Nach der Waschung wird sogleich (ohne Abtrocknen!) ein baumwollener Schlafanzug angezogen und das Kind im Bett warm eingepackt.

Anwendung: Waschungen sind ein wirksames Mittel bei fieberhaften Erkrankungen und können bei kräftiger Konstitution mehrmals täglich durchgeführt werden, bei schwächerer Konstitution auch als Teilwaschungen.

Bei allgemeiner Abwehrschwäche oder bei labilem Kreislauf empfiehlt es sich, die Waschungen über einen längeren Zeitraum hinweg täglich am Morgen durchzuführen. Das Kind muß danach noch etwa eine halbe Stunde im Bett bleiben.

Bei Schlafstörungen empfiehlt es sich, die Ganzwaschungen abends vor dem Zubettgehen anzuwenden.

Ansteigendes Fußbad

Das Kind muß warm angezogen sein und bequem sitzen. Die Füße stehen bis über die Knöchel im Wasserbad. Beginnen Sie mit einer Temperatur von 34 bis 35 Grad Celsius und geben Sie innerhalb von 20 Minuten heißes Wasser dazu, bis die Temperatur auf über 40 Grad angestiegen ist. Bei dieser gerade noch als angenehm empfundenen Temperatur bleiben die Füße noch etwa 5 Minuten im Wasser, dann erfolgt meist ein leichter Schweißausbruch. Anschließend soll das Kind ruhen, am besten im warmen Bett. Die schweißtreibende Wirkung können Sie durch einen Becher Lindenblütentee mit etwas Honig unterstützen.

Anwendung: Ansteigende Fußbäder eignen sich vorzüglich zur Steigerung der Abwehrkräfte, beispielsweise, wenn ein Infekt sich hinschleppt oder bei immer wiederkehrenden Infekten der oberen Luftwege oder der Blase.

Teebaumöl

Dieses Öl wird aus dem australischen Teebaum (Melaleuca alternifolia) gewonnen und eignet sich zur unterstützenden Behandlung vieler entzündlicher Hauterkrankungen, wie z.B. Fußpilz, schlecht heilende Wunden und manchmal auch Ekzem. An unempfindlichen Stellen kann es unverdünnt angewendet werden, sonst geben Sie etwa 10 Tropfen auf 1/2 Glas Wasser. Sprechen Sie die Behandlung mit Ihrem Homöopathen ab.

Mit Teebaumöl lassen sich übrigens Pflasterreste völlig schmerzfrei entfernen.

Einlauf

Ein Einlauf hat sowohl eine entgiftende als auch eine entlastende Wirkung auf den Organismus. Er hat sich bei fieberhaften Erkrankungen, Vergiftungen oder Verstopfung bewährt. Die meisten Kinder tolerieren einen Einlauf erstaunlich gut und fühlen sich hinterher sehr erleichtert.

Für Kinder bis zu einem Jahr reicht ein Gummiklistier, das mit körperwarmem Wasser gefüllt wird. Bei älteren Kindern brauchen Sie einen 1-Liter-Behälter mit Schlauch und Darmrohr (»Irrigator«, erhältlich in Apotheken und Sanitätshäusern). Die Spitze des Darmrohrs wird mit etwas Öl gleitfähig gemacht. Je nach Alter des Kindes lassen Sie in Linksseitenlage 1/4 bis 1/2 Liter körperwarmes Wasser in den Enddarm fließen. Ältere Kinder sollten versuchen, in liegender Stellung das Wasser einige Minuten zu halten, bevor sie den Darm entleeren. Legen Sie sicherheitshalber ein großes Handtuch unter.

Da sich der Schließmuskel bei Berührung zunächst zusammenzieht, empfiehlt es sich, die Tülle des Darmrohrs erst dann weiter zu schieben, wenn sich der After nach kurzer Zeit wieder entspannt hat.

Heilpflanzentees

Von wenigen Ausnahmen abgesehen, sind Kräutertee-Zubereitungen eine sinnvolle Ergänzung der homöopathischen Behandlung. **Kamillenblüten-** und **Pfefferminz-Tee** können die homöopathische Mittelwirkung jedoch beeinträchtigen. Sie sollten nur nach Rücksprache mit dem behandelnden Homöopathen getrunken werden.
Wenn nicht anders angegeben, gießen Sie für zwei Tas-

sen Tee etwa einen Teelöffel Teeblätter mit kochendem Wasser auf und lassen diese 5 bis 10 Minuten ziehen. Etwas Honig zum Süßen ist erlaubt, damit der Tee auch gern getrunken wird.

Tees mit Wirkung auf die Verdauungsorgane

Fenchel-, **Kümmel-** und **Anistee** wirken gut bei *Blähungen*. Die Körner werden kurz vor dem Aufgießen im Mörser leicht zerstoßen, damit die wirksamen Öle frei werden.

Bei *Durchfall* hilft ein Aufguß aus **Brombeerblättern** oder bei älteren Kindern dünner **Schwarztee.** Der Tee muß lange ziehen, damit die Gerbstoffe wirksam werden.

Tee gegen Halsschmerzen

Zum Gurgeln und zum Trinken bei beginnenden Hals- und Racheninfekten eignet sich **Salbeitee** am besten.

Hustentees

Huflattich, Spitzwegerich und **Thymian** eignen sich als Tee oder bei älteren Kindern zum Inhalieren. Sie lindern den Hustenreiz. Wenn Sie Ihr Kind mit einem Dampfbad inhalieren lassen, dürfen Sie es keinen Moment aus den Augen lassen. Wenn der Topf umkippt, kann es zu schlimmen Verbrühungen kommen.

Süßholzwurzel dient zum Schleimlösen und Abhusten. Die Süßholzwurzel muß einige Minuten gekocht werden. Auch **Honig** und **Zwiebelsirup** fördern die Schleimlösung und das Abhusten. Zwiebelsirup wird folgendermaßen hergestellt: Eine Zwiebel in feine Scheiben schneiden und mit zwei Eßlöffel Zucker bestreuen. Einige Stunden an einem kühlen Ort zugedeckt ziehen lassen, bis sich der Zucker aufgelöst hat. Je nach Alter des Kindes geben Sie zwei- bis dreimal täglich einen halben bis 2 Teelöffel von dem Sirup.

Beruhigungstees

Melissentee ist wohlschmeckend und wirkt beruhigend. Für Kinder mit Schlafstörungen ist es ein sinnvolles Abendgetränk. Bei stärkerer Unruhe kann man einen Tee aus **Hopfenzapfen** mit Honig gesüßt zu trinken geben.

Blasentees

Bärentraubenblättertee wird kalt angesetzt, mehrere Stunden stehen gelassen und nur zum Trinken kurz erwärmt, damit die Inhaltsstoffe wirksam bleiben. Ergänzend wirkt eine Mischung aus **Brennessel, Goldrutenkraut** und **Birkenblättern** (mit kochendem Wasser aufbrühen).

Da Kinder bei Harnwegsinfekten sehr viel trinken müssen, sind auch wohlschmeckende Fertigtee-Zubereitungen erlaubt. Achten Sie darauf, daß sie keine künstlichen Süßstoffe und nicht zuviel Zucker enthalten.

Tees bei Hautkrankheiten

Stiefmütterchentee (Viola tricolor) kann zur Unterstützung der Therapie bei Hautkrankheiten getrunken werden, er eignet sich abgekühlt auch für Umschläge bei nässendem Ekzem. Bei starkem Juckreiz lindern Umschläge mit abgekühltem **Schwarztee** (nicht zu stark kochen, sonst wirkt er bei empfindlichen Kindern zu anregend).

Tees bei Fieber

Bei fieberhaften Erkältungskrankheiten sind schweißtreibende Tees zu empfehlen, zum Beispiel **Lindenblüten-** oder **Holunderblütentee.** Auch **Holunderbeersaft** ist geeignet.

Milchbildungstees

Folgende Kräutermischung hat sich bei zu geringer Milchproduktion bewährt: **Fenchel, Kümmel, Anis** und **Koriander** zu gleichen Teilen. Der Tee hat gleichzeitig entblähende und verdauungsfördernde Wirkung für Mutter und Kind. Er wirkt kräftiger, wenn Sie die Körner vor dem Aufgießen im Mörser leicht zerstoßen. Die Wirkung tritt allerdings erst verzögert ein, deshalb sollten Sie den Tee vorsichtig dosieren (maximal 3 Tassen pro Tag).

Nützliche Adressen

Homöopathie Forum e.V.
Grubmühlerfeldstraße 14a
82119 Gauting
Telefon: 089/893414-0
Fax: 089/893414-66

Deutscher Zentralverein Homöopathischer Ärzte e.V.
Geschäftsstelle Alte Steige 3
72213 Altensteig
Telefon: 07453/3300
Fax: 07453/3400

Verband klassischer HomöopathInnen
Postfach 625
CH – 8027 Zürich
Telefon: 00 41/71/3 44 34 64

Bundesverband Patienten für Homöopathie
Lange Straße 47
37181 Hardigsen
Telefon: 05505/1070
Fax: 05505/2031

Giftinformationszentrale
Telefon: 0551/19240

Giftinformationszentrale Berlin
Telefon: 030/19240

Beratung in Schwangerschaft, Geburt und die Zeit danach
Rauchstraße 3
81679 München
Telefon: 089/982111

Freiberufliche Hebammen Deutschland e.V.
c/o Clea Nuss-Troles
Am alten Nordkanal 9
41748 Viersen
Telefon und Fax: 02162/352149

La Leche Liga Deutschland
(Auskünfte über Stillberaterinnen)
Hotline: 06851/2524

Arbeitsgemeinschaft freier Stillgruppen
Gertraudsgasse 4 R
97070 Würzburg
Telefon: 0931/573493

Gesundheit ist kein Zufall

Gesund bleiben und sich wohl fühlen: dafür kann jeder etwas tun. dtv Ratgeber wissen, was hilft. Ärzte, Körpertherapeuten, Naturheilkundige geben Ratschläge zu Vorbeugung und Behandlung von Beschwerden und Krankheiten.

Dr. David M. Gemmell
Dr. med.W. Haeusler
Homöopathie für alle Tage
Allgemeinerkrankungen, Frauen- und Kinderkrankheiten, Notfälle
dtv 36015

Heilfasten
Die Buchinger-Methode. Der natürliche Weg zu körperlicher und seelischer Gesundheit
Herausgegeben von Maria Buchinger
dtv 36504

Dr. med. Hans Flury
Die neue Leichtigkeit des Körpers
Grundlagen der normalen Bewegung.
Übungen und Selbsthilfe für Alltag und Freizeit
dtv 36507

Dr. med. Harald Kinadeter
Gesund mit Vitaminen
Der tägliche Vitaminbedarf zum Schutz vor Krankheiten und Umwelteinflüssen · dtv 36512

Dr. med Sigrid Das
Entgiften und Entschlacken
Die Abwehrkräfte stärken und die natürliche Selbstreinigung des Körpers aktivieren
dtv 36516

Magret Siemers
Gesund mit natürlichen Haus- und Heilmitteln
Kräutertees, Säfte und Tinkturen, Dämpfe, Aromaöle und Einreibungen, Umschläge und Bäder
dtv 36518

Elke und Werner Sperling
Pilzerkrankungen
Mykosen erkennen und natürlich behandeln
dtv 36544

Anne Kent Rush
Massage
Entspannende Pausen für Körper und Seele
Mit Photos von Patrick Harbron
dtv 36537

Vermeiden Sie Wohngifte!

Handbuch gesundes Bauen und Wohnen
Von Asbest bis Zentralheizung
Von Manfred Fritsch
dtv 36010

Manfred Fritsch vergibt in seinem Handbuch baubiologische Wertungen verschiedener Materialien und Verfahren und nennt konkrete Alternativvorschläge zu Asbest & Co. Über gesundheitlich unbedenkliche Baustoffe kann man sich hier ebenso informieren wie über umweltschonende Heizsysteme, die richtige Trinkwasseraufbereitung oder die Abschirmung gegen Elektrosmog. Das übersichtliche und engagiert geschriebene Handbuch liefert von A bis Z Informationen über gesundes Bauen und Wohnen. Ein Adressenverzeichnis im Anhang listet unter anderem Selbsthilfegruppen, Akademien und Universitäten sowie Firmen und Seminaranbieter zum Thema auf.

Aktivkohlefilter • Asbest • Bauplatz• Bio-Solar-Haus • Chinaschilf • Chlor • Dämmstoffe • Dioxine • Elektrosmog • Energiesparlampen • Farben • FCKW • Geomanie • Gipsplatten • Heizung • Holzschutzmittel • Innenputze • Isocyanate • Kachelofen • Klimaanlage • Lacke • Mikrowellen • Mottenbekämpfung • Natursteine • Netzfreischalter • Perlitz • PVC • Quecksilber • Radioaktivität • Regenwassernutzung • Sonnenkollektoren • Spanplatten • Tapeten • Teppichböden • Umweltzeichen • Vorratskeller • Wärmepumpe • Wintergarten • Xylol • Zement • Ziegelsteine. Ein Handbuch, das hilft!

dtv

Wissen hilft:
gesund essen – gesünder leben

Handbuch der gesunden Ernährung
Von Ahornsirup bis Zusatzstoffe
Von Franz Binder und Joseph Wahler
dtv 36006

Fisch oder Fleisch? Obst oder Gemüse? Milch oder Tee? Leitungswasser oder Mineralwasser? Eier zum Frühstück oder nicht? Was soll man essen, was darf man auf gar keinen Fall essen?

Gesunde Ernährung ist Gott sei Dank keine Gesinnungsfrage mehr – es hat sich inzwischen bis zu Gourmet-Päpsten und Hobbyköchen herumgesprochen, daß die Öko-Freiland-Tomate einfach besser schmeckt als die wäßrige, überdüngte und mit reichlich Agrargiften beglückte Treibhaustomate. Daß gesunde Ernährung darüber hinaus weit mehr ist, als täglich einen Apfel zu essen und zu hoffen, daß man damit seinen Bedarf an Vitaminen gedeckt hat, auch diese Erkenntnis setzt sich langsam durch. Industrielle Verarbeitung, Schad- und Zusatzstoffe haben unsere Nahrungsmittel so sehr verändert, daß man eigentlich kaum noch weiß, was man unbesorgt essen kann. Hier bietet das ›Handbuch der gesunden Ernährung‹ Halt, Hilfe und Orientierung.

Ein umfassendes Nachschlagewerk, das in jede Küche gehört.

dtv

Das ABC der Kindergesundheit

Das große Kindergesundheits-Lexikon
Herausgegeben vom Boston Children's Hospital
Aus dem Amerikanischen übersetzt und bearbeitet
von Dr. Sebastian Vogel, Dr. Susanne Kuhlmann-Krieg
und Beate Bettenhausen
dtv 36007

›Das große Kindergesundheits-Lexikon‹ ist so wichtig wie der Erste-Hilfe-Kasten und die Hausapotheke. Die Gesundheit der Kinder nämlich beginnt zu Hause. Eltern brauchen dieses umfassende Handbuch, um selbst zu helfen – aber auch, um den Ärzten ihrer Kinder mündige und kompetente Partner zu sein.

Das Buch, das hilft, wenn Kinder krank sind,

- informiert verständlich über 450 Krankheiten von A-Z
- beschreibt klar Ursachen, Symptome, Diagnose, Behandlung und Vorbeugung
- klärt auf über körperliche und seelische Entwicklung von Babys, Kindern und Jugendlichen
- berät Eltern bei der Wahl des Arztes, Untersuchungen und Impfungen
- gibt Ratschläge für Krankenpflege und Krankenhausaufenthalt
- zeigt Erste Hilfe bei Notfällen
- hilft weiter mit wichtigen Adressen von Selbsthilfegruppen, Beratungsstellen und Notfallzentralen.

Das Boston Children's Hospital, die berühmte Kinderklinik der Harvard Medical School, ist das größte pädiatrische Forschungszentrum der Welt. 150 Ärzte und Mitarbeiter der Klinik aus allen medizinischen Fachgebieten haben an diesem Lexikon mitgearbeitet.

dtv

Fit durch gesunde Ernährung

Dr. med. K. H. Cooper
**Die neuen Gesund-
macher. Antioxidantien.**
Das Ernährungs- und Fit-
neßprogramm gegen freie
Radikale
dtv 36548

Dr. med.
Harald Kinadeter
Gesund mit Vitaminen
Der tägliche Vitaminbedarf
zum Schutz vor Krankhei-
ten und Umwelteinflüssen
dtv 36512

Margret Siemers
**Gesund mit natürlichen
Haus- und Heilmitteln**
Kräutertees, Säfte und
Tinkturen, Dämpfe, Aro-
maöle und Einreibungen,
Umschläge, Waschungen
und Bäder
dtv 36518

**Handbuch der gesunden
Ernährung**
Von Ahornsirup bis Zu-
satzstoffe
Von Franz Binder und
Josef Wahler
dtv 36006

Heilfasten
Die Buchinger-Methode-
Der natürliche Weg zu
körperlicher und seeli-
scher Gesundheit
Herausgegeben von
Maria Buchinger
dtv 36504

Dr. med.
Helmut Anemueller
Richtig essen
Die Grundlage der Voll-
kornernährung
dtv 36510

Das neue Küchenlexikon
Von Aachener Pronten bis
Zwischenrippenstück
Von Erhard Gorys
dtv 36008

Michel Montignac
**Essen gehen und dabei
abnehmen**
dtv 36524

Michel Montignac
Ich esse um abzunehmen
Die Methode Montignac
CD-ROM
dtv 52101

dtv

Wissen ist die beste Medizin

Wörterbuch der Medizin
dtv 3355

Das ›Wörterbuch der Medizin‹ ist ein modernes und zuverlässiges Nachschlagewerk: Es erklärt verständlich und genau über 22.000 Begriffe aus allen medizinischen Gebieten. Aktuell und auf dem neuesten Stand der Forschung wird es dem Wunsch nach Aufklärung von Laien ebenso gerecht wie den Ansprüchen von Ärzten, Medizinstudenten und allen in Heil- und Pflegeberufen Tätigen.
Mit über 500 farbigen Abbildungen und 70 Tabellen.

Christine Ammer
Gesundheitslexikon der Frau

Anatomie, Diagnose, Therapie, Medikamente, Hormone,
Sexualität, Schwangerschaft und Geburt,
Seelische Gesundheit
Aus dem Englischen übersetzt und bearbeitet von
Dr. med. Elisabeth Haury und Beate Bettenhausen
dtv 36014

Über 900 Einträge von A bis Z beantworten sachlich und zugleich engagiert alle wichtigen Fragen zur Gesundheit der Frau. Was ist Lunazeption? Wie genau funktioniert der Eisprung? Was passiert bei einer Präeklampsie? Welche Stoffe enthält die Minipille? Wer beim Arztbesuch nicht alles verstanden hat oder schon vorab nachschlagen will, findet hier die gesuchte Information. Die Autorin klärt medizinische Fachbegriffe und weist auf Möglichkeiten zur Selbsthilfe ebenso hin wie auf naturheilkundliche Alternativen. Ein systematisches Stichwortverzeichnis verschafft einen schnellen Überblick. Mit ausführlichem Adressenverzeichnis.

dtv

Das medizinische Hausbuch für die ganze Familie – damit Gesundheit kein Zufall bleibt

Medizin für jedermann
Fragen und Antworten
Von Prof. Dr. med. Robert E. Rothenberg
Herausgegeben von
Prof. Dr. med. Hermann S. Füeßl
dtv 36009

›Medizin für jedermann‹ ist der klassische Ratgeber zur Gesundheit. Bau und Funktion des gesunden Körpers werden verständlich erklärt, Symptome, Diagnose und Behandlungsmethoden von Krankheiten eingehend beschrieben. Das Frage-und-Antwort-Prinzip klärt Schritt für Schritt alle Fragen und gibt außerdem eine gute Vorbereitung für den Arztbesuch. Wer mehr weiß, kann besser fragen und erhält befriedigendere Antwort.

Mit ausführlichem Sachregister zum raschen Auffinden des gesuchten Problemfeldes.

dtv